ナーシング・プロフェッション・シリーズ

スキントラブルの予防とケア
ハイリスクケースへのアプローチ

松原康美 編著

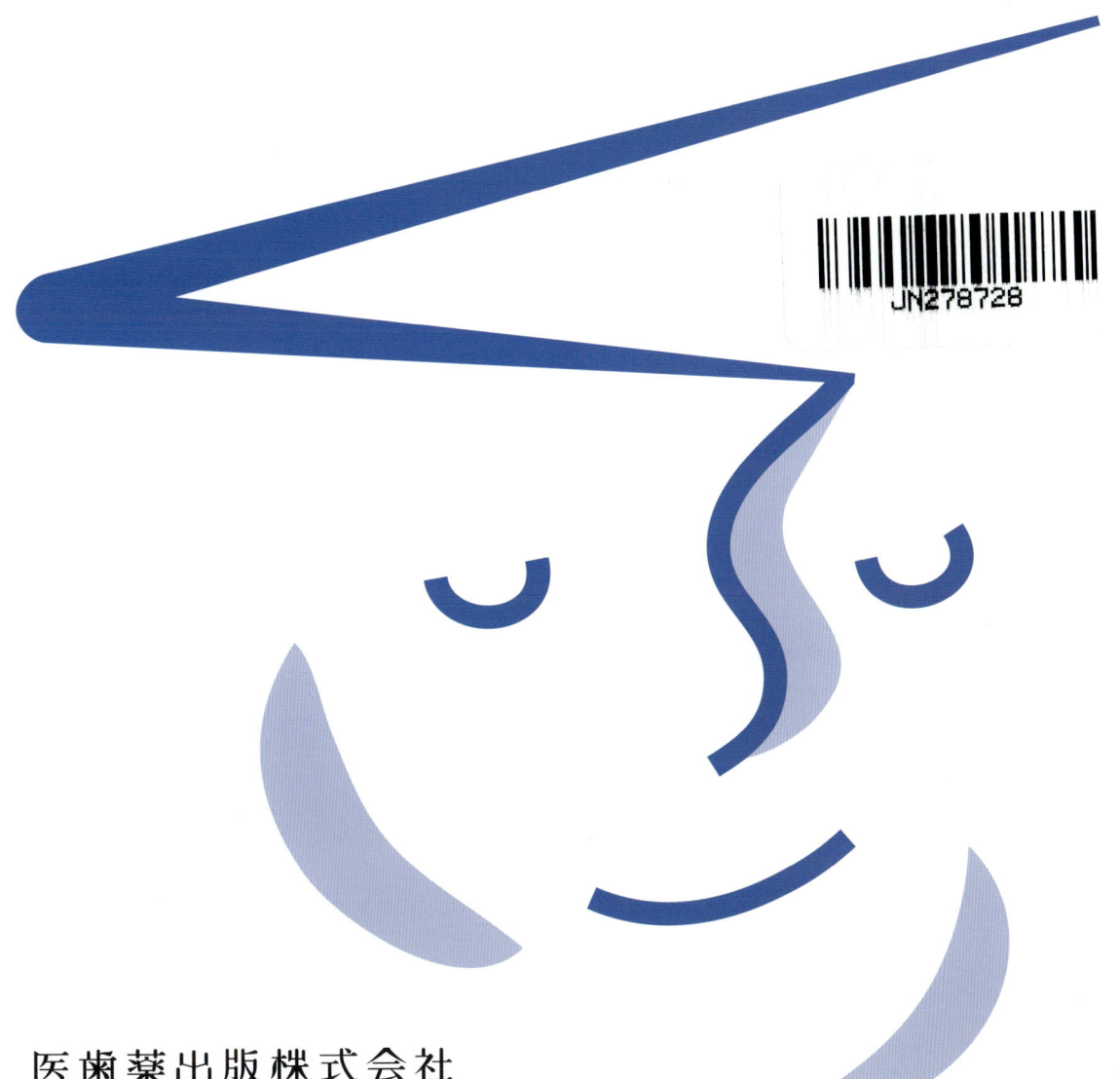

医歯薬出版株式会社

<執筆者一覧>

●編　集
松原　康美（まつばら　やすみ）　北里大学病院看護部　がん看護専門看護師，皮膚・排泄ケア認定看護師

●執　筆（五十音順）
安藤　嘉子（あんどう　よしこ）　大阪赤十字病院看護部　皮膚・排泄ケア認定看護師
工藤　礼子（くどう　れいこ）　国立がん研究センター中央病院看護部　皮膚・排泄ケア認定看護師
熊谷　英子（くまがい　えいこ）　東北大学病院看護部　皮膚・排泄ケア認定看護師
佐々木貴代（ささき　たかよ）　日本赤十字社医療センター看護部　皮膚・排泄ケア認定看護師
積　美保子（せき　みほこ）　社会保険中央総合病院看護局　皮膚・排泄ケア認定看護師
新島　早苗（にいじま　さなえ）　横浜船員保険病院看護部　皮膚・排泄ケア認定看護師
松原　康美（まつばら　やすみ）　編集に同じ
渡邉　光子（わたなべ　みつこ）　関西労災病院看護部　皮膚・排泄ケア認定看護師

This book was originally published in Japanese
under the title of：

NÂSHINGU PUROFESSYON SHIRÎZU
SUKIN TORABURU-NO YOBOU-TO KEA：HAIRISUKU KÊSU-ENO APURÔCHI

(Prevention and Care of Skin Troubles：Approach to High-Risk Cases)

Editor：

MATSUBARA, Yasumi
　Chief Nurse of Nursing Kitasato University East Hospital

© 2008　1st ed.

ISHIYAKU PUBLISHERS, INC.
　7-10, Honkomagome 1 chome, Bunkyo-ku,
　Tokyo 113-8612, Japan

はじめに

　スキンケア用品は，様々な種類のものが販売されています．比較的入手しやすくなり臨床でも在宅でも見かけることが多くなってきました．しかし，あまりにも種類が多すぎて「一体どれを使えばよいのだろう？」と迷うことがあります．また，スキンケア用品の存在は知っていても「患者さんに見合ったものなのか？」「効果的に使用する方法がわからない」といったことから，使ってよいのかどうか戸惑うこともあるのではないでしょうか．

　看護師は，患者の清潔ケアや排泄の介助を行うときに，皮膚の状態を直接見てスキントラブルの有無を観察しています．皮膚症状は，乾燥，発赤，びらん，水疱といったものは，他覚的にもわかります．この場合は，皮膚が脆弱であると想定し，すぐに予防的ケアやスキントラブルの対策が必要なことがわかります．一方，かゆみ，ヒリヒリ感，チクチク感，痛みなどは，本人にしかわからないものです．たとえば，かゆみのために夜間眠れないことや，痛みによる精神的苦痛は，日常生活に影響を及ぼすこともあります．この場合は，患者さんの訴えがキャッチできなければ対処が遅れてしまうことがあります．

　スキントラブルは，予防が第一ですが，だれでも同じ方法でケアを行うわけではありません．皮膚の老化や未熟性，下痢の持続，全身状態の悪化，治療の影響などに伴い，皮膚は脆弱化してきます．これらの状況を把握したうえで個々の患者さんに見合った方法を実践していく必要があります．また，スキントラブルが発生した場合には「どのような要因が考えられるか」をアセスメントし，身体的・精神的苦痛，日常生活への影響を考慮した全人的ケアに取り組む必要があります．

　そこで本書では，臨床エキスパートである皮膚・排泄ケア認定看護師が実際にケアを行うときにどのようにアセスメントし，ケアを実践しているのか，そのノウハウを解説しました．スキントラブルの発生リスクが高い10ケースをあげ，基礎知識，予防的スキンケア，スキントラブルが生じたときの対処方法について具体例を提示しながら説明しました．また，各項目の冒頭にはケアのポイント，終わりにはミニ知識としてQ&Aをあげました．

　どの項目からお読みいただいてもわかる内容構成になっていますので，実際のケアで困ったときにはいつでも必要なページだけ開いてお読みください．看護師のみなさまが，日々のケアを行うとき，患者さんやご家族の指導を行うときにお役に立つことを願います．

　最後になりましたが，本書を刊行するにあたり，お忙しい中，執筆してくださった著者のみなさま，ならびに医歯薬出版編集担当者の方々に心より感謝申し上げます．

2008年5月
編著者　松原　康美

●お読みいただく前に……
・本書において，「ドレッシング材」とは，創傷面の湿潤環境形成を目的とした創傷被覆材をいい，一般的な滅菌ガーゼなどは除いたものを示します．
・創傷部のケアや有害事象などについては，ケアを行う前に必ず医師と相談してください．

もくじ

1 高齢者のスキンケア　1（安藤嘉子）
ケアのポイント　1
はじめに　1
1）高齢者に多いスキントラブル　1
　ドライスキン 1／搔痒感 2
2）おむつを使用している高齢者の臀部のスキンケア　2
　おむつを使用している高齢者の臀部の皮膚の特徴 2／おむつを使用している高齢者の臀部のスキントラブル予防の意義 3／おむつを使用している高齢者の臀部の予防的スキンケア方法 4／パッド，おむつの選択 5
3）臀部以外の乾燥やかゆみへのケア　5
　かゆみの症状の成り立ち 5／かゆみのある高齢者へのスキンケア 5
4）ケアの実際　6
　プロフィール 6／アセスメント 7／看護上の問題 7／看護目標 7／ケア計画 7／評価 8
おわりに　9
　Q&A　高齢者で皮膚が弱くなっていて，すぐに四肢の表皮剝離を起こしてしまう方がいるので，良い予防法があれば教えてほしい．9／
　　　搔痒感を訴える方に対する有効なケアがあれば教えてほしい．9

2 低出生体重児・新生児のスキンケア　11（佐々木貴子）
ケアのポイント　11
はじめに　11
1）低出生体重児をケアする際の基礎知識　11
　重視する情報 11／早産児 12／低出生体重児 12
2）低出生体重児・新生児の皮膚の特徴　13
　皮膚の発生 13／早産児・新生児の皮膚の組織学的特徴 13／アセスメントの方法 14
3）予防的スキンケアの留意点　14
　低出生体重児のケアを実施する際の注意点 14／温度・湿度管理 14／低出生体重児のスキンケアをめぐる問題点 16／感染予防―皮膚における異常細菌叢形成に関与する因子 16
4）予防的スキンケアの実際　18
　心電図呼吸モニター 18／点滴固定 18／Nasal-DPAP（呼気吸気変換方式経鼻持続陽圧呼吸法）19／寝具 19／酸素飽和度モニター 20／挿管チューブ 20
5）感染予防　20
　消毒 20／清潔ケア―沐浴とドライテクニック 21
6）新生児に多くみられるスキントラブル　22
　シャンプー 22／洗顔 22／全身洗浄 22／おむつ皮膚炎 22
7）事 例　25
　プロフィール 23／アセスメント 23／ケアプラン 24／結果 24
おわりに　24
　Q&A　そけい部などの皮膚が密着した部位に皮膚障害が発生することが多いが，対処方法は？ 25／
　　　トラブルのある皮膚の洗浄時には生理食塩水と温水，どちらを使うほうがいいのか？ 26

3 下痢便が持続する場合のスキンケア　27（積　美保子）

ケアのポイント　27

はじめに　27

1) 下痢のタイプに応じたケア　28
　　急性下痢のケア 28 ／慢性下痢のケア 28

2) 下痢による皮膚障害を予防するための予防的スキンケア　29
　　肛門部の清潔保持方法と皮膚障害の予防 29

3) 皮膚障害が発生した場合の治療的スキンケア　36
　　機械的刺激の除去 36 ／排泄物による化学的刺激の除去 36 ／スキンケアの実際—事例1：粉状皮膚保護剤の使用 38 ／スキンケアの実際—事例2：粉状皮膚保護剤の使用 39 ／スキンケアの実際—事例3：粉状・板状皮膚保護剤，下痢用濾過綿，吸収パッドの使用 40 ／スキンケアの実際—事例4：肛門専用装具の使用 40

おわりに　41

Q&A　下痢による皮膚障害を予防するためにはどうすればよいか？ 42 ／下痢による皮膚障害が発生しているときはどうすればよいか？ 42 ／下痢が持続しており皮膚障害が改善しない場合にはどうすればよいか？ 42

4 浮腫がある部位のスキンケア　43（新島早苗）

ケアのポイント　43

はじめに　43

1) 浮腫の分類　43
　　全身性浮腫 44 ／局所性浮腫 45

2) 浮腫がある皮膚の特徴　46
　　菲薄 46 ／乾燥 47 ／易感染性 47

3) スキンケアの方法　48
　　皮膚の保護 48 ／皮膚の清潔 50 ／保湿 51 ／循環の促進 52

4) リンパ浮腫のケア　52
　　リンパ浮腫の皮膚のケア 53 ／リンパ浮腫の合併症 53

5) がん終末期患者の浮腫のケア　55

おわりに　55

Q&A　リンパ浮腫でリンパ漏があるが，皮膚に固着しないドレッシング材やガーゼが施設にない場合のケア方法は？ 56

5 医療用粘着テープによるスキントラブルとその予防　57（工藤礼子）

ケアのポイント　57

はじめに　57

1) 医療用粘着テープと皮膚への影響　57
　　医療用粘着テープとは 57 ／医療用粘着テープの構造と種類 58 ／医療用粘着テープが皮膚に与える影響 60

2) 医療用粘着テープによる皮膚障害　61
　　浸軟 61 ／角質・表皮剥離 62 ／緊張性水疱 63 ／一時刺激性接触性皮膚炎 63 ／アレルギー性接触性皮膚炎 64 ／感染（毛嚢炎・カンジダ皮膚炎）65

3）医療用粘着テープによる皮膚障害の予防　65
　　4）ケアの実際　70
　　　　プロフィール 70 ／アセスメント 70 ／看護上の問題点 70 ／看護目標 71 ／ケア計画 71 ／
　　　　評価 71
　おわりに　71
　Q&A　ビニールテープを使用していたのはなぜか？　またどうしていけなかったのか？ 72 ／
　　　　ベンジンでテープの粘着成分を落とすようにという先輩がいるのだが？ 72

6　関節拘縮がある患者のスキンケア　73（熊谷英子）

　ケアのポイント　73
　はじめに　73
　1）関節拘縮の基礎知識　73
　　　　関節拘縮とは 73 ／病理的変化 74 ／関節拘縮の原因別分類 74
　2）関節拘縮の皮膚に及ぼす影響　75
　　　　関節拘縮の原因に起因する皮膚変化 75 ／関節拘縮と褥瘡の発生 75 ／皮膚の清潔保持が困
　　　　難 76
　3）関節拘縮のある患者の予防的スキンケア　76
　　　　関節拘縮の予防 76 ／褥瘡予防 77 ／皮膚の清潔 78
　4）関節拘縮のある患者のスキンケアの実際　79
　　　　プロフィール 79 ／受診時の状態 80 ／アセスメント 80 ／看護上の問題点 80 ／看護計画 80
　　　　／ケアの実際 81 ／ケアの評価 85
　おわりに　85
　Q&A　足趾の関節拘縮のために，足趾と足趾が重なり，圧迫による褥瘡が発生した．真皮層に及ぶス
　　　　テージⅡ（NPUAP 分類）の褥瘡で痛みがある．様々な工夫をしたが，うまく除圧ができず褥
　　　　瘡が悪化している．何かいい方法はないだろうか？ 85

7　開放創周囲のスキンケア　87（渡邉光子）

　ケアのポイント　87
　はじめに　87
　1）開放創周囲のスキンケアにあたっての基礎知識　87
　　　　創傷治癒過程 87 ／創周囲の皮膚保護の意義 88
　2）開放創周囲皮膚の洗浄　89
　3）創周囲皮膚の保護　91
　　　　滲出液を拡散させない方法 91 ／皮膚保護剤 91 ／皮膚被膜剤・保護膜形成剤 91
　4）ケアの実際　94
　　　　創周囲の掻痒感，発赤，びらん 94（プロフィール 94 ／アセスメント 95 ／看護上の問題 95
　　　　／看護目標 95 ／ケア計画 95 ／評価 96）／多量の滲出液で創周囲全体が湿潤する（プロ
　　　　フィール 96 ／アセスメント 97 ／看護上の問題 97 ／看護目標 97 ／ケア計画（ケアの実際）
　　　　97 ／評価 98）／消化液がある滲出液によるびらん（プロフィール 98 ／アセスメント 98 ／
　　　　看護上の問題 98 ／看護目標 98 ／ケア計画（ケアの実際）98 ／評価 99）
　おわりに　100
　Q&A　開放創の洗浄は生理食塩水？　それとも微温湯？　何を用いるとよいか？ 100

8 がん化学療法中のスキントラブルとケア 101 （松原康美）

ケアのポイント 101

はじめに 101

1）がん化学療法とスキントラブル 101
がんの治療 101／抗がん剤の有害事象 102／スキントラブルの原因 102／スキントラブルが起こりやすい抗がん剤 103

2）スキントラブル発生時のアセスメント 105
抗がん剤の種類と投与期間 105／局所状態のアセスメント 106／全身状態のアセスメント 107／日常生活への影響 108

3）スキントラブル発生時のケア 109
局所のケア 109／全身管理 112／日常生活の援助 112／精神的サポート 113

おわりに 113

Q&A 有害事象と副作用の意味は異なるのか？ 114

9 がん放射線治療によるスキントラブルとケア 115 （松原康美）

ケアのポイント 115

はじめに 115

1）がん放射線治療による皮膚への影響 115
放射線治療の特徴 115／放射線皮膚炎 116

2）放射線皮膚炎の予防 120
セルフケアの必要性 120／照射部位の皮膚刺激を避ける 120／皮膚の清潔を保つ 121／スキンケアの継続 122

3）放射線皮膚炎発生時のアセスメント 123
局所状態のアセスメント 123／全身状態のアセスメント 123／日常生活への影響 124

4）放射線皮膚炎発生時のケア 124
局所ケア 124／全身管理 128／日常生活の援助と精神的サポート 129

おわりに 129

Q&A 放射線治療の晩期有害事象は，いつごろ，どのような症状がみられるのか？ 129

10 がん終末期における褥瘡ケア 131 （松原康美）

ケアのポイント 131

はじめに 131

1）褥瘡発生のリスクアセスメント 131
褥瘡発生のリスク要因 131／リスクアセスメント結果 134／ケア上の問題点 134

2）褥瘡ケアのポイント 135
緩和ケアを前提とした目標設定 135／患者のQOL・希望を尊重したケア計画 135／緩和的な視点からみた褥瘡ケアの評価 137

3）褥瘡ケアの実際 137
症状緩和のケア 137／体圧分散と体位調整のケア 138／局所のケア 141／輸液管理 145／心理的サポート 145／医療チームの協働 146

おわりに 146
Q&A 高機能型エアマットレスのモード設定とその活用方法は？ 147

索引 148

表紙／本文デザイン：小川さゆり

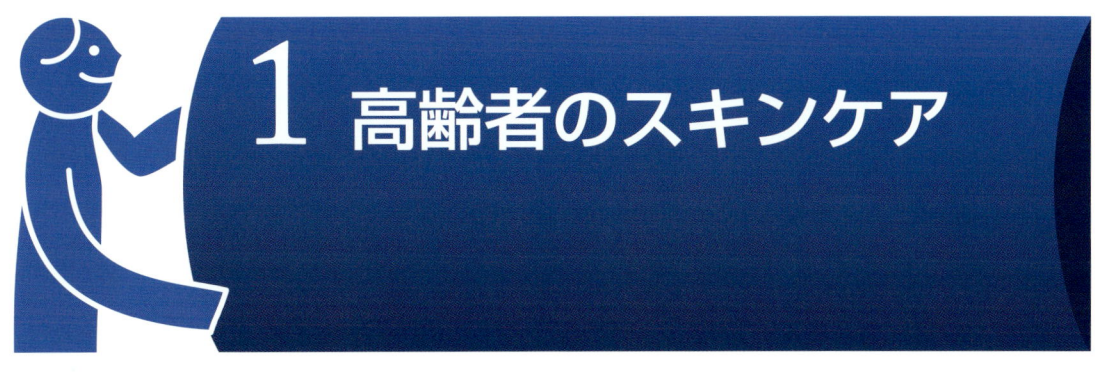
1 高齢者のスキンケア

ケアのポイント
① 高齢者のスキンケアは二次障害を予防するとともに，安全や安楽へのケアとしても重要である．
② 特に失禁ケア，搔痒感へのケアとしての保湿ケアは高齢者には重要である．

はじめに

　高齢者は各種の身体機能が低下するが，皮膚の生理機能の低下も同様である．しかし，内部臓器に比べて皮膚の機能低下は軽視されがちである．内部臓器の機能が低下し，免疫力の低下した高齢者の全身を保護する皮膚の健康を保つことは看護上非常に重要である．皮膚を保護するというケアは二次障害の予防に加えて，かゆみなどのストレス因子排除のケアや整容に対するケアでもあり，看護ケアでのみ介入できるケアといっても過言ではない．本項では高齢者に限らず皮膚へのケアの意義を理解することで，日常の看護ケアにおける専門性についても考えたい．

1) 高齢者に多いスキントラブル

(1) ドライスキン

　加齢現象による皮膚の生理機能の低下は，表皮の回転周期の延長，真皮の結合組織の変化，さらに皮脂膜や角層の機能の低下などが代表的である[1]．特にドライスキンを引き起こすのは皮脂膜での水分蒸発の防御と角層における水分保持能が低下した状態で，外的因子以外に加齢による内的因子が大いに関与している．ドライスキンは皮脂欠乏性湿疹や老人性皮膚搔痒症を引き起こす．損傷された皮膚によって接触性皮膚炎の発生を助長する．皮膚の弾力性が低下することにより，摩擦抵抗が増え，褥瘡の発生リスクが高くなることはいうまでもない．

　斉藤らによると[2]，老人施設や在宅における高齢者に多い皮膚のトラブルは皮脂欠乏性湿疹30％，接触性皮膚炎（おむつ皮膚炎を含む）27％，褥瘡24.7％，疥癬1％，足白癬12.9％であると報告され，これらのなかの上位半数を超えるトラブルはドライスキンに関連して合併する特徴

的なものであり，さらにはおむつを使用している高齢者の臀部に多い現象である．

(2) 搔痒感

ドライスキンの問題点は皮膚炎の合併のみならず，ドライスキンにより生じる「かゆみ」という症状が，夜間不眠による昼夜逆転の原因となったり，搔破による皮膚障害の発生，悪化，皮膚常在菌による感染などを引き起こす高齢者には大きな問題である．特に医療機関や施設などではエアコンによる湿度の低下に対して感染管理の問題から加湿器の使用にも制限があり，さらに入院入所後に老人性搔痒症の問題が発生することが多い．これらに対してのスキンケアを見直すとともに日常の看護ケアについても見直す必要がある．

2) おむつを使用している高齢者の臀部のスキンケア

ドライスキンの項で述べたように高齢者に多いスキントラブルの上位を占めるのはおむつ着用部である臀部に多い．病院や施設，在宅すべてにおいて，われわれ看護者が介入する高齢者は何らかの状況によりおむつを着用している率が非常に高いので，臀部のスキンケアについて追究したい．

(1) おむつを使用している高齢者の臀部の皮膚の特徴

❶ おむつを使用している高齢者の臀部のドライスキンの状況

高齢者のドライスキンの原因は，加齢に伴う皮膚生理機能の低下による皮膚のバリア機能の低下した状態であるが，おむつを使用した高齢者においては表1に示す外的要因が介在している．これらは，看護者が理解してスキンケアや日々のケア方法を見直すことによってスキントラブルの予防改善が可能である．

おむつを使用している高齢者の臀部の皮脂量は3.2%（±3.1）で，高齢者の顔面の正常な皮脂量（28～39%）の10分の1以下であり，水分量は52.9%（±10.9）で，同様に顔面の7割程度

■ 表1　おむつを使用している高齢者の臀部のドライスキンの現象と背景要因

現象	背景要因
皮脂膜の水分蒸発の防御	・便尿失禁による皮膚pHのアルカリ化による皮脂膜の破綻 ・おむつ交換時，陰部洗浄時の温湯，蒸しタオルによる皮脂の過剰な除去 ・便尿失禁による皮膚洗浄，清拭回数の増加による摩擦刺激の増加や界面活性剤での化学刺激による皮脂膜の除去 ・体位変換やおむつ交換時の機械的刺激
角層における水分保持能の低下	・高齢者の内的要因（前述） ・代謝機能の低下による発汗阻害 ・スキンケア後の保湿不良 ・暖房器具やエアコンなどの外気による全身の水分喪失 ・おむつ内の湿度の上昇，しわなどによる搔痒感からくる搔破などの角層の損傷

であると報告されている[3]．このように，一般的に考えられる高齢者のドライスキンのメカニズムに加えて，おむつを使用している高齢者の皮膚は，湿潤したおむつ内の環境に相反して非常に乾燥しているといえる．

❷ 臀部のたるみ

ドライスキンとおむつ使用による影響のみならず，特に寝たきり高齢者においてはおむつ内の皮膚は臀筋の萎縮や脂肪の減少，皮膚の弾力性の低下により臀裂を中心に左右の臀部が密着した状態になることも多い（図1）．この状況下においては皮膚と皮膚の接触性の皮膚炎や潰瘍を起こしていることも多くみられ，おむつ皮膚炎や褥瘡との鑑別が難しいだけでなく，それらのリスクファクターともなりうる．

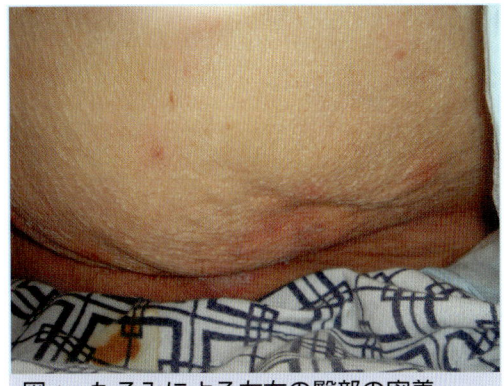

図1　たるみによる左右の臀部の密着

（2）おむつを使用している高齢者の臀部のスキントラブル予防の意義

"おむつを使用している高齢者"はその背景に，原疾患による全身状態の悪化もしくは障害などによりADLが低下していることが大半で，原疾患や栄養状態の低下，治療による影響からの免疫代謝機能の低下から臀部のスキントラブルが難治性の皮膚炎へ移行する可能性も高くなっている．

特に，真菌感染（図2）や臀部にヘルペス（図3）などを合併するのも高齢者に多い．これらの感染は高齢者では重篤化することもあり，感染予防の意味でも適切なスキントラブルの予防対策が必要である．また，スキントラブルからくる掻痒感により掻きむしった傷から褥瘡へ移行することや，掻痒感や疼痛による夜間不眠や不穏による転倒などの問題にまで関連する．

このように高齢者にとっての臀部のスキントラブルの予防は感染や褥瘡予防，夜間不眠などによるせん妄の予防などのケアと連結し，安全や安楽を中心とした高齢者のQOL向上に大きな影響を及ぼすため，根拠をもった予防的スキンケアから治療的スキンケアまでが求められる専門的ケアである．

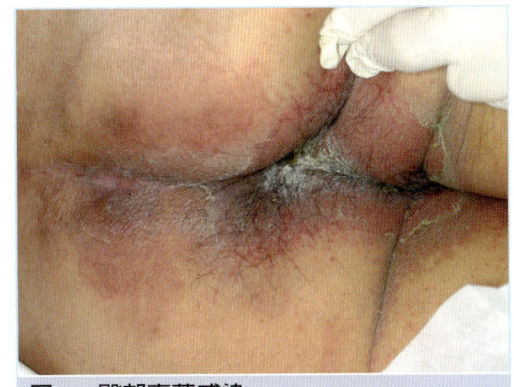

図2　臀部真菌感染

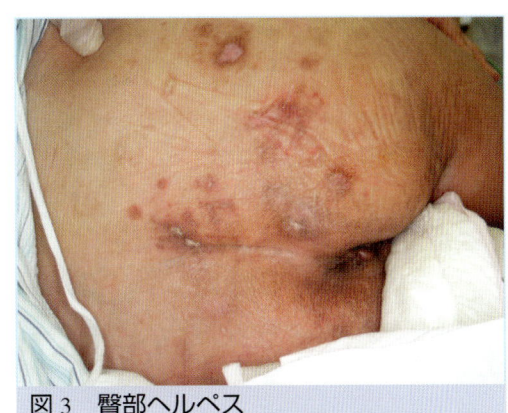

図3　臀部ヘルペス

(3) おむつを使用している高齢者の臀部の予防的スキンケア方法

❶ 保湿と保護

　健常な皮膚では排泄物のアルカリ刺激や拭き取り，洗浄により皮脂膜が破綻されても，皮膚のもつ生理機能で回復することができる．しかし，皮脂量が低下しドライスキンによる生理機能が低下した高齢者では元に戻りにくく，新たな刺激により損傷が起こりやすい．

　予防的スキンケアの最も重要なことは保湿である．特にドライスキンに傾き，様々な皮膚障害要因の重なっている臀部の皮膚に対して，保湿することにより皮膚の弾力性を高めることに加えて，表面の滑らかさを維持形成することが重要である．皮膚弾力性が高まると摩擦により容易に損傷を受けなくなるので，保湿は皮膚障害や褥瘡の予防のために重要なケアである．また，皮膚被膜剤により表面をコーティングすることで水分蒸発を防ぎ，ドライスキンへの対策とともに失禁や拭き取りによる刺激からの保護を行う．

❷ 汚染物の除去

　わが国においてはおむつ使用中の臀部のスキンケア方法は在宅，施設，病院でも様々で，多くは蒸しタオルによる清拭などが行われてきた．しかし，皮膚の生理機能維持やスキントラブル予防に対して過度の拭き取りや洗浄が悪化の要因となることから，洗浄回数を減らし，清拭剤などで愛護的に拭き取るなどの方法が推奨されてきている[4]．さらには肛門用清拭剤や皮膚被膜剤，皮膚保護オイル，撥水クリームなどによる皮膚清拭後の皮膚保護の重要性も述べられている．これらのケアは，皮膚・排泄ケア認定看護師などが行う啓蒙活動により徐々に浸透してきているが，排泄物で汚染した状況を目の前にして頻回な洗浄を避けることや回数を制限することは介護者や看護者でも抵抗感が高い人も少なくない．

　梶井[5]は，皮膚保護洗浄剤を1日4回程度使用する臀部スキンケア方法が皮膚の水分や皮脂の保持に効果的であることを検証し，臀部スキンケアプロトコルを開発している．便・尿失禁のある高齢者に対して，医療機関において4回程度という回数は臀部のスキンケアを行う回数として抵抗感が少なく，安心してケアが取り入れられると考える．

　したがって，便や尿で汚染した場合のスキンケア方法として，まず皮膚の状態と排泄回数をアセスメントし，1日数回の汚染物（排泄物）の除去が予測される場合，皮膚被膜剤や皮膚保護オイルなどで皮膚を保護し，排泄物を除去しやすくする．そのうえでこすらないように排泄物を除去し，泡状洗浄剤などで汚れを浮かせて泡を拭き取る．

　これらの予防的スキンケアを徹底することにより，正常な排泄の回数の場合は高齢者のドライスキン，脆弱な皮膚でも臀部のスキントラブルの予防を行うことができる（下痢便が続く場合のスキンケア方法については，p27を参照）．

❸ 排泄物の接触回避対策

　スキンケア用品による皮膚のコーティングや撥水により排泄物の接触を回避させることは，特にバリア機能の低下した高齢者には重要なケアである．しかし，直接の原因である排泄物を皮膚に接触させないためには，下痢や尿漏れなどの失禁改善の対策も欠かすことはできず，看護師は排泄パターンおよび排泄物とのアセスメントを行い，対策を立てる必要がある．排泄物の接触回避の対策を表2に示す．

■ 表2 排泄物の接触回避のための対策

ケアの方向性	アセスメントと対策
排泄物の性状や回数をコントロールする	・失禁のパターンから，どの程度ドライタイムを保持できているかをアセスメントする ・下痢や便尿失禁の原因を追究し，経腸栄養剤の種類の選択や薬剤の影響，食事の調整についてチームで検討する
排泄物の皮膚刺激性を軽減する	・尿や便の皮膚刺激性が高まっていないか，尿路感染の予防により尿pHの是正，便性をコントロールして水様性の性状を固形化できるようにする ・排泄物の接触が避けられない場合，ストーマ用皮膚保護剤などにより付着する排泄物の皮膚刺激を緩衝するよう使用する
おむつ以外の排泄を検討する	・トイレやベッドサイドのトイレが使用できるかどうか日常生活動作の機能を確認し，おむつ以外で排泄できるようにする． ・トイレやベッドの配置，排泄動作が行いやすい着衣などの環境整備を行うとともに，リハビリテーション計画を立てる

(4) パッド，おむつの選択

　おむつ使用中のスキンケアとしては，パッド，おむつの吸収力や吸収後の皮膚に接触する面の乾燥具合などを考慮する必要がある．皮膚表面の保湿は必要であるが，おむつやパッド内の湿度が高いと臀部の細菌や真菌の温床となり，バリア機能が低下した皮膚には悪影響となる．そのため，クイックドライ素材の紙おむつやパッドを使用するとともに，排泄物を直接皮膚へ接触させないケアを行う必要がある．

3）臀部以外の乾燥やかゆみへのケア

(1) かゆみの症状の成り立ち

　皮膚の老化，および光老化が合併して生理機能が低下した高齢者は皮膚の水分量の低下，皮脂膜の保護機能が低下している．このような状態では，皮膚，特に真皮の弾力性が低下し，加えて皮脂膜の欠乏などにより滑らかさが低下する．皮膚の滑らかさが低下すると，衣類やシーツなどの外的な刺激に容易に影響を受け，かゆみの症状が発生する．

(2) かゆみのある高齢者へのスキンケア

❶ 皮膚の洗浄方法

　皮膚の汚れを落とすために石鹸などの洗浄剤を用いて除去し，洗い流すことが日本人の基本的な皮膚の洗浄方法である．しかし加齢による皮膚の乾燥に対しては汚れとともに皮脂膜を取り除いてしまう．したがって，できるだけ過度の洗浄を避けることと洗浄剤の選択が必要である．また，洗浄剤の頻回な使用，もしくは多量の使用によりドライスキンを助長する行為となり，ひいては清潔保持の行動がスキントラブルに影響するといえる．したがって，皮膚の洗浄方法についての留意点は以下のとおりとなる．

〈皮膚の洗浄方法についての留意点〉

① 洗浄剤を使用した全身の清潔保持は週1～2回に抑える．
　腋窩，頸部，陰部などの不感蒸泄や発汗，汚染が多い部分のみ洗浄剤を使用する．
② 使用する洗浄剤は固体，液体，泡状など種類を問わないが，液体洗浄剤などは出し過ぎによる大量使用に注意する．
③ 洗浄剤が皮膚に残らないように洗い流す．
　洗い流さない場合は低刺激性弱酸性の洗浄剤，清拭剤を使用する．
④ シャワーでも清拭でも，熱過ぎないように注意する（38～40℃）．
⑤ 強くこすらない．特にナイロンのボディタオルを使用しない．
⑥ 保湿成分の入ったお湯で入浴する．ただし，長時間の高温浴や硫黄入浴剤を避ける．

❷ かゆみ，乾燥に対するスキンケア

　加齢に伴う皮脂欠乏性皮膚炎および老人性乾皮症のいずれも，ドライスキンにより強い掻痒感が助長され，掻破などによる損傷の問題が生じる．室内の湿度管理が難しく，かつ水分保持のための内的要因（老化）に対して改善策として，皮膚の弾力性を高めるための徹底的な保湿が必要である．

　内的要因のコントロールに加えて外用剤や保湿効果のある保護クリームなどの使用が必要である．ドライスキンを予防改善するためには入浴（清拭）後の積極的な保湿剤の外用が有用である[6]．皮膚を清潔にして前回の外用剤を十分に落とした後，皮脂や角質の水分が蒸散される前に保湿クリームや保湿外用剤を全身，特にかゆみの強い四肢へ外用する．保湿に対する外用剤は，ワセリンや親水軟膏などの皮脂の代用として用いるエモリエント医薬品，尿素やヘパリン様物質などの水分を角質へ付与するモイスチャライザーなどがあり，医療機関の処方に類似したものが市販されている[6]．

　また，外用剤以外にも医薬部外品や化粧品で保湿外用製剤が市販されており，皮膚の症状，使いやすさや入手しやすさなどから考えて使用する．

　かゆみを訴えていなくても大半の高齢者はドライスキンである．入浴や清拭後には，マッサージやスキンシップによるリラクセーションも兼ね，化粧水をつける感覚で四肢や体幹に保湿剤の外用というタッチングを看護者や家族で行うことは精神的な安定も図れると考える．

4）ケアの実際

プロフィール

　80歳，女性．高血圧，糖尿病，脳梗塞後遺症により，ほとんどをベッドで過ごす．
　家族や介護者の介助により，週1回のデイサービスに車椅子で参加．週2回の訪問看護時にシャワー介助により清潔を保持．

> 肺炎併発により急性期病院に入院したが，病状が安定したため再度自宅での療養を計画中．発熱が続いている期間は病院で蒸しタオルによる清拭を週3～4回行っていた．全身の掻痒感を訴え，自身の爪での掻破跡がみられる．

アセスメント

掻痒感の原因は主に乾燥であるが，その乾燥の背景要因は以下のことが考えられる．

内的要因
- 肺炎時の発熱による全身水分量の低下
- 低栄養状態による皮膚組織の弾力性の低下

外的要因
- 病院施設の温湿度環境による外気の乾燥
- 病院リネン（糊のきいた綿シーツ）による摩擦刺激

ケア要因
- 熱い蒸しタオルの清拭による摩擦と表皮水分の蒸散
- 清潔ケア後の保湿ケアの不足

看護上の問題

看護診断：「全身皮膚の乾燥，掻痒感による掻破に関連した皮膚統合性の障害」

看護目標

- 全身の掻痒感が軽減し，無意識な掻破の行動が消失する．
- 全身皮膚の保湿が維持でき，二次感染が予防できる．

ケア計画

清潔保持方法の改善
- 全身状態の改善に伴い，週1回のシャワー浴を開始する．
- シャワー浴時はシャワー室の気温を高く設定し，水温は38℃前後のぬるま湯を使用する．
- 石鹸は弱酸性の洗浄剤を用いるが，液体を多く使い過ぎないように綿タオルに少量出して泡立てて使用する（ナイロンタオルは中止）．
- シャワー浴回数を週2回以上に増やす場合，洗浄剤による洗浄は頸部，腋窩，陰部，足趾間のみとし，その他はぬるま湯で軽く流すのみとし，強くこすらない．
- 清拭のみの場合は，ガーゼタオルなどをぬるま湯でしぼったもので清拭する．蒸しタオルは高温になりやすく，温罨法効果はあるが，温熱により水分が蒸散することと，温熱により毛羽立ったタオルの摩擦刺激による皮脂膜の剥離が考えられるため，老人性皮脂欠乏症などの患者に対しては考慮して使用する．

乾燥の予防

- シャワー浴後水分の蒸散を防ぐために，浴室内または脱衣所内で水分を拭き取った後に全身に保湿剤を塗布する（市販の低刺激性保湿クリームで可）．
- 湯船の入浴を行う場合もお湯の温度は38℃前後にとどめ，保湿効果のある入浴剤を使用する．
- 清拭やシャワー後以外にも乾燥がみられた場合，保湿剤を塗布する．
- 在宅では，室内に加湿器を設置して外気の湿度を40～60％に維持する．

刺激物の除去

- 保湿剤を塗布する場合，水性，クリーム状で浸透するものは上塗りしてよいが，油性基剤の保湿剤の場合は前回の保湿剤を汚れとともに拭き取ったあとに塗布する．
- 衣類は綿や絹のもので，ウエストや袖口などのゴムはゆるめにする．起毛やポリエステルの素材はかゆみを助長するとともに発汗の吸収力が弱くなり，皮膚刺激となりやすい．
- 入院中はシーツの上にガーゼやメリヤスのタオルケットを敷き，糊のきいたシーツが直接皮膚に触れないようにする．
- 自宅では柔らかいシーツ，タオルケットを使用し，糊を使った洗濯を避ける．

二次障害の予防（感染，褥瘡）

- 皮膚の乾燥は皮脂膜の除去や真皮層の水分喪失による弾力性が低下する現象であることから，バリア機能の低下，細菌への抵抗力の低下を示す．したがって，真菌感染，細菌感染を予防するためにも損傷を防ぎ，健常な皮脂膜を形成するための前述の保湿ケアなどを徹底する．
- 皮膚の弾力性の低下で容易に摩擦損傷を起こすこと，皮下組織の弾力性が低下することからも褥瘡発生のリスクともなる．排泄物による浸軟を回避する目的で皮脂膜を保持するケアが重要である．排泄物の接触が考えられる場合は皮膚被膜剤や油性基剤のスキンケア用品で皮膚への接触を回避する．

栄養改善計画

- 真皮の弾力性の強化のためにはコラーゲンやビタミンCが必要である．しかし，それらを効果的に摂取吸収するためにはタンパク質との併行摂取が必要であるため，栄養士と相談して経口摂取量を増やせる献立と栄養補助食品などの追加により，基本的な栄養素量の増加を計画する．
- 栄養士による必要エネルギー量，必要タンパク質量の算出とメニュー，食べ方の調整を行い，退院指導に栄養指導を追加する．

評価

上記のケア計画にあげた内容を急性期病院で導入し，家族への指導と訪問看護師への連携により，退院後に自宅では掻痒感が軽減し，自身で掻くことがなくなった．全身の皮膚もしっとりして二次障害を予防することができた．

おわりに

　高齢者におけるスキンケアの問題点についてドライスキン，臀部のスキンケア，かゆみのケアについて述べた．どの項目でも乾燥による皮膚の影響および対策が重要であり，関連している．

　今後，高齢者に限らず，地球環境，室内の環境からすべての人がドライスキンの状態であることが予測される．そのなかで健康を障害された入院患者，在宅介護の必要な患者に対してさらにスキンケアを重点化し，追究することが望まれる．

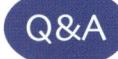
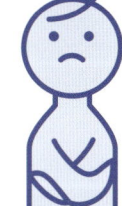

Q：高齢者で皮膚が弱くなっていて，すぐに四肢の表皮剥離を起こしてしまう方がいるので，良い予防法があれば教えてほしい．ゆるめのサポーターを巻いて保護したりしているのだが……．

A：栄養の低下や脱水，乾燥などの原因が考えられるため，原因への対策が必要であるが，病状やその他の状況により内的因子がすぐに改善できない場合には，二次障害の予防が重要．対策としては入院中であれば外用剤によるスキンケアも導入する．

　そのときにモイスチャー効果（角質へ水分を吸湿する）とエモリエント効果（皮脂の代用）を併用するとよい．モイスチャー効果の医薬品は尿素製剤（ウレパール®，ケラチナミン®など）や酸性ムコ多糖類であるヘパリン様物質（ヒルドイドソフト®，ヒルドイドローション®など）を四肢に塗布する．浸透した後に皮膚表面のバリアと外部刺激の潤滑の目的で，エモリエント医薬品（プロペト®）などで保護をするとよい．

　サポーターなどの保護による損傷予防も効果的であるが，ナイロンやポリエステルのものが刺激になる場合があるので，袖口まである綿素材の肌着を着用することも効果的である．

　入院中によくみられる糊のきいた袖の開いた綿の寝衣による摩擦が乾燥の原因にもなる．これら肌着を考慮したケアは保温，保湿，損傷予防のために高齢者には効果的な日常生活援助である．

Q：掻痒感を訴える方に対する有効なケアがあれば教えてほしい．

A：すでに述べてきた入浴やその他の際の乾燥予防のケアに加えて，保湿剤の外用の徹底が必要である．軽度の場合は市販の保湿剤で保湿をすることで掻痒感は軽減するが，掻痒感が強い場合には抗ヒスタミン軟膏（レスタミン®など）や鎮痒薬クロタミトン（オイラックス®など）などの使用で掻痒感の症状を緩和した後，予防的スキンケア方法を見直していくとよい．

（安藤嘉子）

■ 文献

1) 塚田貴子：高齢者のスキンケア．スキンケアガイダンス，日本看護協会認定看護師制度委員会創傷ケア基準検討会 編著，pp159-163，日本看護協会出版会，2002.
2) 斉藤次郎：社会問題に発展する可能性をも秘める悔やまれない痒みなどの症状．Home Care MEDICINE，5(6)：49-51，2004.
3) 亀井智子：看護の視点で石鹸と皮膚保護洗浄剤を科学する—高齢者のドライスキンを防ぐための方法．臨牀看護，32（5）：736-741，2006.
4) 德永恵子：失禁に伴う皮膚障害．スキンケアガイダンス，日本看護協会認定看護師制度委員会創傷ケア基準検討会 編著，pp239-245，日本看護協会出版会，2002.
5) 梶井文子：尿・便失禁のある要介護高齢者における皮膚保護洗浄剤を用いた予防的臀部スキンケアプロトコルの開発．聖路加看護大学紀要，31：26-35，2005.
6) 宮地良樹：ドライスキン対策；薬剤使用の観点から．臨牀看護，30(8)：1196-1201，2004.

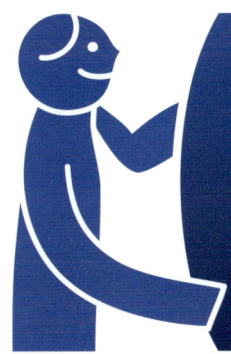

2 低出生体重児・新生児のスキンケア

ケアのポイント

① 低出生体重児をケアする際には，先天性疾患の有無，出生体重と共に在胎週数を念頭においてケアに当たるべきである．
② 在胎週数の浅い早産児では皮膚の角層が非常に薄いため，外的刺激に対する組織損傷のリスクが高い．よって外用剤や洗浄剤使用の際に過度の経皮吸収による影響を受けやすいため，薬剤の選択などには細心の注意が必要である．
③ 個別的発達促進ケア（ディベロプメンタルケア；individualized developmental care）の考え方に基づき，スキンケアを行うよう留意する．不要な児への接触を避け，頭蓋内出血・低体温や感染のリスク，長期的には高次脳機能障害から児を守る新生児医療・看護の考え方を尊重する．
④ 低出生体重児における最大のスキントラブル予防法は「できるだけ皮膚にテープ類を貼らない」ことである．

はじめに

　皮膚のコンディションは気温や湿度，紫外線の影響など対象を取り巻く体外環境とともに，成長発達過程における生理学的変化の影響を受ける．特に新生児・低出生体重児の場合，比較的短期間にこれらの変化が複合的に起きるため，スキントラブル発生のハイリスクな状態にあるといえる．新生児・低出生体重児の特徴をとらえ，陥りやすい欠点を補うスキンケアを計画的に行うことで，重篤なスキントラブルの発生を予防することが可能なことも多い．

1) 低出生体重児をケアする際の基礎知識

(1) 重視する情報

・先天性疾患の有無
・出生体重，在胎週数

ことに在胎週数によって神経学的発達とともに皮膚の状況が大きく異なる．特に在胎週数の浅い超低出生体重児は子宮外環境に適応できる状態になく，生命維持に関してハイリスク状態にある．出生直後から呼吸・循環維持，体温保持，栄養摂取のために様々な医療的処置が必要になるため，先天性疾患の有無と出生体重・在胎週数を念頭においてケアにあたることが必要である．

(2) 早産児（図1）

WHO（World Health Organization）の「国際疾病分類（ICD：10）」では，在胎週数期間によって呼称を変えて区別している．

在胎37週未満で出生した児を「preterm infant；早産児」とし，そのなかでも在胎28週未満の児は特に未熟性が高いため，在胎22週以上28週未満出生の児を「extremely immature infant；超早産児」，在胎28週以上37週未満で出生した児を「other preterm infant；在胎28週以上で出生した早産児」と呼んでいる．

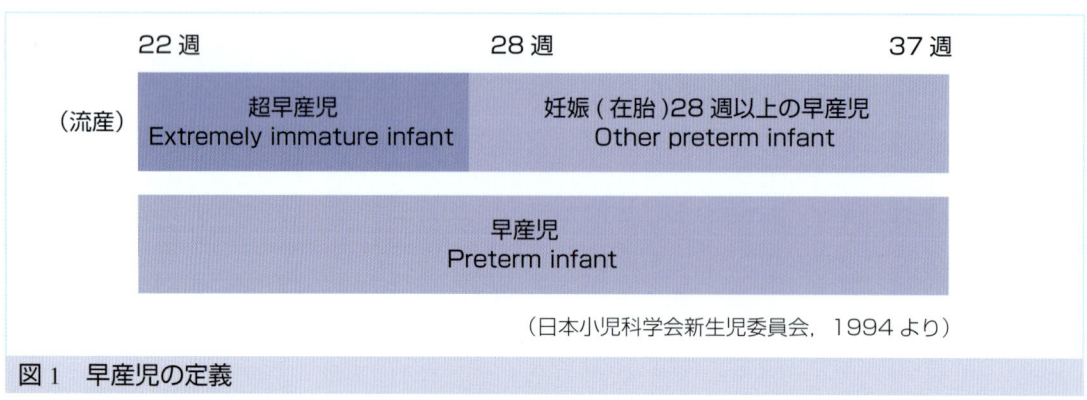

図1　早産児の定義

(3) 低出生体重児（図2）

低出生体重児（low birth weight infant）とは，出生体重が2,500 g未満の児をいう．そのなかで出生体重1,500g未満の児を極低出生体重児（very low birth weight infant），出生体重1,000g未満の児を超低出生体重児（extremely low birth weight infant）としている．

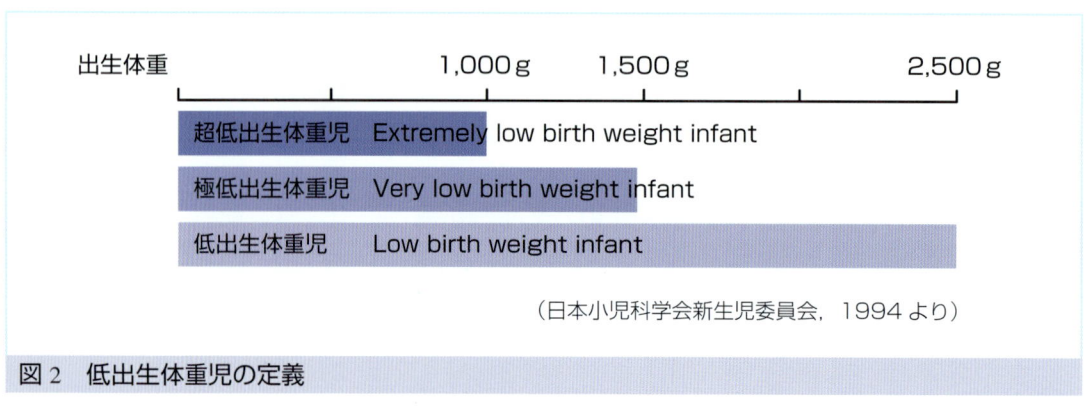

図2　低出生体重児の定義

2）低出生体重児・新生児の皮膚の特徴

（1）皮膚の発生

　胎児表皮はすでに胎生5週ごろから2層に分化し，12週ごろには5層に発達するが機能的成熟は在胎32〜34週ごろに完成するといわれている．成人と比較して新生児として出生した時点で特に表皮の脆弱性が高い．早産児ではさらにその傾向が強く，外的刺激に対する組織損傷のリスクが高い．

（2）早産児・新生児の皮膚の組織学的特徴（表1）

　筆者が日ごろから参考にしている表を示す．成人・新生児・早産児の皮膚構造を比較したものであるが，特に早産児は表皮を構成する細胞層それぞれが薄く，表皮全体の厚さも成人の半分ほどの厚さでしかない．表皮のなかでも最外層で体液などの体外への喪失を抑制したり，外界から体内に有害な物質が侵入してくるのを防御するバリアの役割を担っているのが角層である．

■ 表1　低出生体重児・新生児・成人の皮膚構造の特徴とその比較

	早産児	新生児	成人
皮膚の厚さ	0.9mm	1.2mm	2.1mm
表皮の表面	胎脂（ゼラチン様）	胎脂	乾燥
表皮の厚さ	20〜25μm	40〜50μm	〜50μm
角層の厚さ	4〜5μm 5〜6層	9〜10μm 15層以上	9〜15μm 15層以上
有棘細胞内容	グリコーゲン（＋）	グリコーゲン 少〜（－）	グリコーゲン（－）
メラニン細胞	細胞数不明 成熟メラノソーム（稀）	成人若年者の細胞数に近い メラニン産生能は低い	年齢とともに細胞数減少 メラニン生成能は個人，部位で異なる
真皮表皮接合部	構造は成人に類似 接合は脆弱 マーカー抗原は豊富	構造，接合とも成人に類似 マーカー抗原は豊富	接合部がよく発達 マーカー抗原は非常に豊富
真皮乳頭層 　網状層との境界 　膠原線維の太さ 　細胞密度	 不明瞭 小 密	 不明瞭 小 密	 明瞭 小 密
真皮網状層 　皮下層との境界 　膠原線維の太さ 　細胞密度	 明瞭 小 密	 明瞭 中等 中等	 明瞭 大 疎
弾性線維	小型，未熟な構造，粗	小型，未熟な構造，密	乳頭層〜中層で小型，未熟な構造，網状層で大型ネットを構成
皮下層	発達した脂肪層	発達した脂肪層	発達した脂肪層

（文献7）p18より）

早産児ではこの角層が非常に薄い．よって外用剤や洗浄剤使用の際に過度の経皮吸収による影響を受けやすいため，薬剤の選択などには細心の注意が必要である．皮膚透過性に関しても出生直後は亢進している．生後2週間までには急速に皮膚は機能的には成熟する．

(3) アセスメントの方法

● 成熟度評価（New Ballard Score）（表2）

　平成18年度の診療報酬改定から「褥瘡ハイリスク患者ケア加算」が新設された．ハイリスク項目のなかの脆弱な皮膚の要件に「低出生体重児」という項目が含まれている．低出生体重児は成長発達が未熟なため，皮膚においても同様に未熟性が高いが，その程度や成熟の状態を観察・判断するのに苦慮するケースも多い．

　筆者は観察の視点としてNew Ballard Scoreは有用性が高いと考えている．Dubowitzの成熟度評価法は広く知られているが，New Ballard ScoreはDubowitzの成熟度評価法をベースとして作成されており，在胎26週未満児にも適応可能なツールである．

　在胎週数の浅い低出生体重児において看護師が単独で神経学的所見を評価することは困難であり避けるべきだが，臨床的には神経学的所見を除いた身体外表所見のみによる評価でも実用上の目的は達せられるとの結論を得ている．クベース内の児を観察する際，押さえるべきポイントとして外表所見の「皮膚」「うぶ毛」の項目は超低出生体重児に不慣れな観察者にとっても参考になる評価項目である．「眼／耳」についての項目も低出生体重児のスキントラブル発症が最も多いのが耳介部であることを考えると，あまり低出生体重児をケアした経験のない観察者には必要な知識ではないかと思われる．

3) 予防的スキンケアの留意点

(1) 低出生体重児のケアを実施する際の注意点

　特にNICUでの全身管理が必要な超低出生体重児は，新生児医療，看護の常識として個別的発達促進ケア（ディベロプメンタルケア；individualized developmental care）の考え方を理解することが必要である．音，光，ポジショニング，児への接触機会などをコントロールし，本来ならまだ子宮内にいて母親に守られた環境にあった児へのストレスを最小限にしようとするものである．観察やケアを行う際にも児への不要な接触を避け，安静を保持するminimal handlingを実践することで，頭蓋内出血や低体温，感染のリスク，長期的には高次脳機能障害から児を守ろうとしているので，スキンケアを行う際にもこの点を注意して行う．

(2) 温度・湿度管理

　超低出生体重児は，以下の点を原因として，環境の変化に応じて体温を維持することが非常に困難である．

① 肝臓におけるグリコーゲンや褐色脂肪組織が少ないため，熱産生能力が未熟である

■ 表 2　New Ballard Score

a. 神経学的所見

	−1	0	1	2	3	4	5
姿勢							
手の前屈角	>90°	90°	60°	40°	40°	0°	
腕の戻り		180°	140〜180°	110〜140°	90〜110°	<90°	
膝窩角	180°	160°	140°	120°	100°	90°	<90°
スカーフ徴候							
踵→耳							

b. 外表所見

	−1	0	1	2	3	4	5
皮膚	湿潤しているもろく, 透けてみえる	ゼラチン様で赤い 半透明	滑らかでピンク 静脈が透けている	表皮剝離または発疹 静脈はわずかにみえる	表皮の亀裂 体の一部は蒼白 静脈はほとんどみえない	厚く, 羊皮紙様 深い亀裂 血管はみえない	なめし革様 亀裂 しわが多い
うぶ毛	なし	まばら	多数密生	まばらで薄い	少ない うぶ毛のない部分あり	ほとんどない	
足底表面	足底長 40〜50mm：−1 <40mm：−2	足底長 >50mm					
足底のしわ		なし	かすかな赤い線	前1/3にのみ	前2/3にのみ	全体にしわ	
乳房	わからない	かろうじてわかる	乳輪は平坦 乳腺組織は触れない	乳輪は点刻状 乳腺組織は 1〜2mm	乳輪は隆起 乳腺組織は 3〜4mm	完全な乳輪 乳腺組織は 5〜10mm	
眼/耳	眼裂は融合している ゆるく：−1 固く：−2	眼裂開口している 耳介は平坦で折り重なったまま	耳介に十分な巻き込みあり 軟らかく折り曲げるとゆっくり元に戻る	耳介に十分な巻き込みあり 軟らかいが折り曲げるとすぐに元に戻る	耳介に十分な巻き込みあり 硬く, 折り曲げると瞬時に元に戻る	耳介軟骨は厚く耳介は十分な硬さあり	
性器（男児）	陰囊部は平坦で表面が滑らか	陰囊内は空虚 かすかに陰囊のしわあり	睾丸は上部そけい管内 陰囊しわはわずかにあり	睾丸は下降 陰囊しわは少ない	睾丸は完全に下降 陰囊しわは多い	睾丸は完全に下降し, ぶら下がっている 陰囊のしわは深い	
性器（女児）	隆起した陰核 陰唇は平坦	隆起した陰核 小陰唇は小さい	隆起した陰核 小陰唇はより大きい	大陰唇と小陰唇が同程度に突出	大陰唇は大きく小陰唇は小さい	大陰唇が陰核と小陰唇を完全に覆う	

成熟度評価

スコア	週数
−10	20
−5	22
0	24
5	26
10	28
15	30
20	32
25	34
30	36
35	38
40	40
45	42
50	44

(Ballard JL et al：New Ballard Score, expanded to include extremely premature infants. J Pediatr, 119：417-423, 1991/佐々木貴代訳, 2008 with permission from Elsevier)

② 皮膚が菲薄で，主要動脈が皮膚直下を走行しているため，熱喪失がある
③ 週数が浅ければ浅いほど皮膚の成熟が進んでいないため，経皮水分喪失量が多く，その水分蒸散の際に熱喪失が起きる（皮膚表面からの水分喪失量は在胎期間と反比例し，特に在胎27週未満では著明）

ケアに時間がかかるなどしてクベース内温度が低下すると，児の体温も低下し，末梢循環の低下に伴う代謝性アシドーシスが進行するリスクが高い．また，湿度低下による経皮水分喪失量の増加による高張性脱水に陥るリスクも高い．したがって，温度と同時に適切な湿度管理も大変重要である．このため，プラスチックシールド*やラップの利用とともに在胎27週未満の超早産児で皮膚の未熟性が高い場合は出生直後には100％近い高加湿環境を維持させることもある．同時に高温・多湿であるクベース内環境は細菌繁殖にも好条件であり，時に重篤な感染症を引き起こすことがある．

*ドーム状の透明アクリル板．輻射による熱の喪失を防ぐもの．

(3) 低出生体重児のスキンケアをめぐる問題点

文献では低出生体重児の特殊性を加味したスキンケアとして，早産児に対してワセリン，ミネラルオイルなどを配合した軟膏やアズレンを基剤とした軟膏を塗布して皮膚状態が改善したという報告がある[9,10]．一方ではこういった特殊な軟膏が細菌の培地となって重篤な感染症を起こし全身状態を悪化させたという報告もある[11]．現段階では決定的なエビデンスが得られていないのが実情である．加えて前述した文献は欧米の現場での報告がほとんどで，日本の低出生体重児の管理方法と若干の違いがある．

筆者自身はシリコン配合の液状皮膚被膜剤を散布することに関して肯定的に考えてはいるが，推奨できるほどのエビデンスはない．今後は多施設共同の大規模調査を実施したうえで，わが国の実情に合った低出生体重児に対するスキンケア実施基準を作成する必要があるだろう．

(4) 感染予防—皮膚における異常細菌叢形成に関与する因子（図3）

通常私たちの皮膚には多くの常在菌が定着しており，病原菌の定着を防ぐなど感染防御の役割を担っている．子宮内は通常無菌であるため，出産時・出産後に母親，環境，出産に立ち会ったスタッフから細菌の伝播を受けて児の細菌叢（フローラ）が形成される．

低出生体重児の場合の皮膚における異常細菌叢形成に関与する因子を考えると，次の点があげられる．

① 出産直後から救命処置を行うために母親と離れなければならず，授乳など母親との接触を通して正常な細菌叢の伝播が遅れる
② 医療的処置などの機会に医療スタッフの手指からMRSAなどの病原菌にさらされる
③ 抗生物質の全身投与や消毒剤の塗布による細菌叢の破綻
④ 電極モニターはじめ，様々な医療機器接触による皮膚障害の発生

児の状態が許せば，なるべく出生直後にカンガルーケア*を行って母親と接触し，母親由来の正常細菌叢の伝播を試みることを推奨する．救急救命処置を行うためにカンガルーケアが実施で

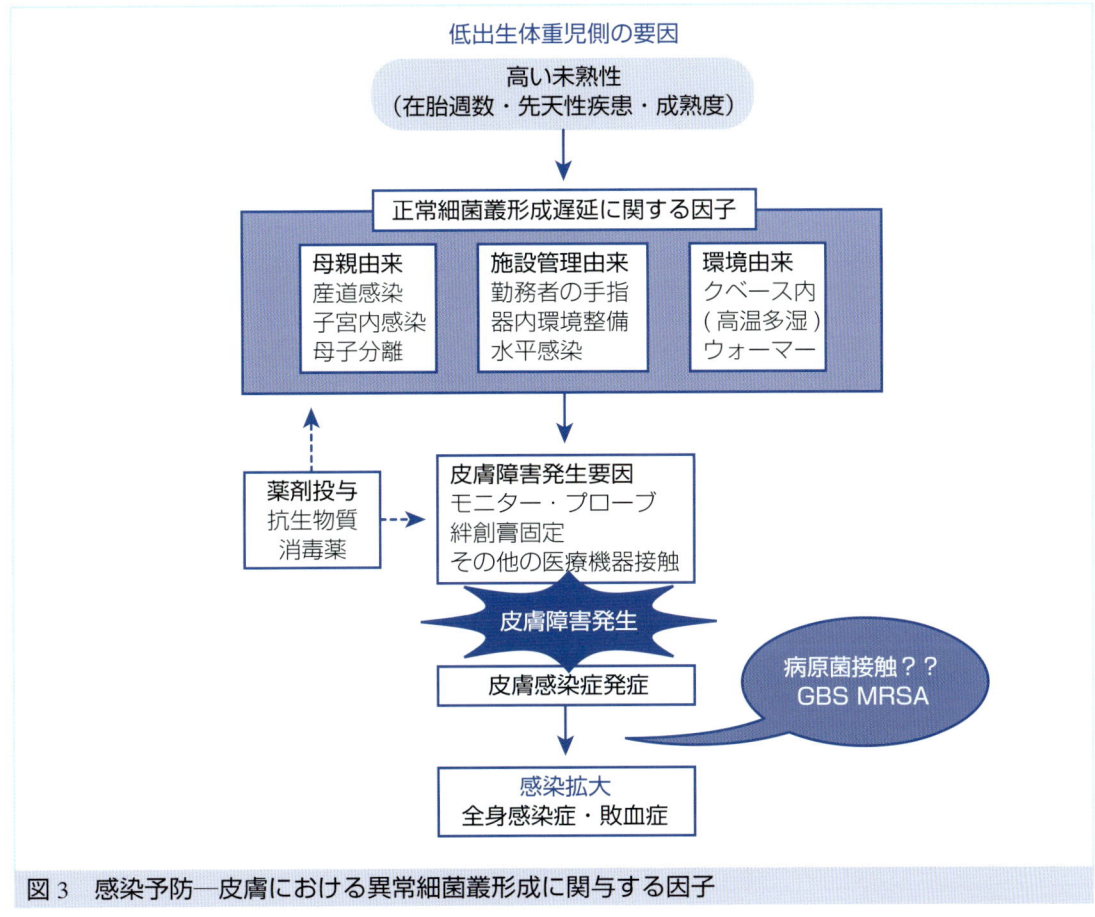

図3　感染予防―皮膚における異常細菌叢形成に関与する因子

(文献6)を参考に作成)

きなかったケースでは，母親の前胸部に接触させたリント布をクベース内に入れ，児に接触させることもときどき行われる．

*児を母親の前胸部などに素肌を密着させるように抱くこと．

　早期破水～出生まで時間が経過した児では，すでに細菌に接触しており，後に重篤な皮膚症状を伴う感染症を発症することもある．

　実際には皮膚からの感染が原因で敗血症に至る症例はそう多くはないと思われるが，MRSAとカンジダは低出生体重児の感染管理上重要である．特に院内感染のMRSAが産生する毒素〔スーパー抗原性外毒素(toxic shock syndrome toxin-1；TSST-1)〕は新生児TSS様発疹症(neonatal Tss-like exanthematous disease；NTED；エヌテッド)の原因となることが明らかにされており，まれに気道狭窄などの重篤な症状を引き起こすことがあることが知られている．

4) 予防的スキンケアの実際

　低出生体重児は生命維持の目的で多くの医療機器に囲まれることを余儀なくされる．医療機器の装着・剥離時に菲薄な角層が剥がれてしまう．これを繰り返すことでスキントラブルを発生させてしまう．最大のスキントラブル予防法は「できるだけ皮膚にテープ類を貼らない」ことである．

(1) 心電図呼吸モニター

　まず，心電図モニター装着の必要性について検討する．治療上心電図モニタリングが必要と判断された児には，電極をなるべく小さくカットして装着する．電極の接着面は剥離時の損傷を予防するため，ハイドロジェル系ドレッシング材を皮膚に乗せその上に電極を装着するようにすると，着脱時の皮膚損傷を予防することができる．ハイドロジェル系ドレッシング材は主成分が水なので，アーチファクトも出ずモニタリングすることができる．ハイドロジェル系ドレッシング材選択の際はジェルの粘性がしっかりしているイントラサイト®ジェルが使いやすい．あらかじめクベース内に置いて温めてから使用する．

　1つのチューブを何人かで共用することは水平感染のリスクがあるため禁止とし，個人もちとして使用することを徹底する．しかし，高加湿条件では長時間連用はやや困難で，電極貼り替えの際にハイドロジェルを拭き取り除去することが必要なので，その際にスキントラブル発生の可能性が高い．筆者は除去する際の剥離刺激が極めて少なく，拭き取りのいらないシート状ハイドロジェル（ニュージェル®）の使用を推奨している．

(2) 点滴固定（図4）

　低出生体重児の場合，点滴ルートを確保することは大変重要であるが，また困難なことが多い．点滴固定に用いるテープ類の定期的な貼り替えは当院では実施されていない．しかし，CDCガイドラインによれば，点滴ルートからの感染経路として，① 刺入部，② 留置針とエクステンションチューブなどルート接続部，③ 皮膚と固定テープとの隙間，があげられている．低出生体重児においてもこの原則を考慮しつつ，低出生体重児の皮膚や管理上の特性を考慮した固定方法の検討・実施が重要であろう．

　当院では皮膚・排泄ケア認定看護師の立場から留置針をロイコストリップ®で固定し，透過性のある薄いハイドロコロイドドレッシング材（ビジダーム®）で刺入部を密閉する方法を新生児科にて試用中である．シーネはガーゼを丸めてロール状にし，点滴ライン固定は直接皮膚に絆創膏が接触しないようガーゼを裏打ちして使用する．

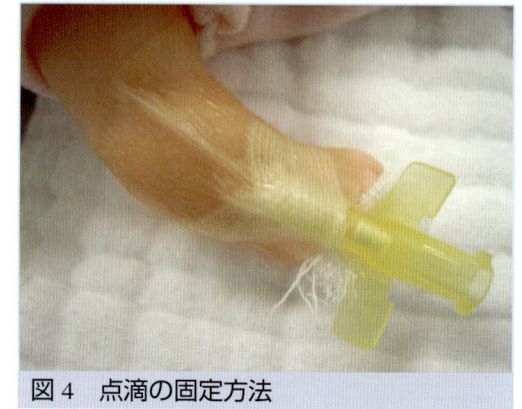

図4　点滴の固定方法

(3) Nasal-DPAP（呼気吸気変換方式経鼻持続陽圧呼吸法）（図5）

出生直後，呼吸状態が安定せず自発呼吸のみで十分な酸素の取り込みが期待できない場合，直ちに気管内挿管が実施され人工呼吸器管理下におかれる．状態が安定した時点で計画的抜管が行われるが，ケースによっては安定した酸素化を図るためにinfant flow system™ を用いた経鼻持続陽圧換気法（Nasal DPAP；nasal directional positive airway pressure）が装着される．呼気吸気持続陽圧呼吸法はエアリークが起きないよう，マスクやネーザルプロングをバンドで強く圧迫固定しなければならないので低出生体重児に限らず患者の皮膚との接触部分に圧迫とずれが原因と思われる皮膚障害を発生させやすい．

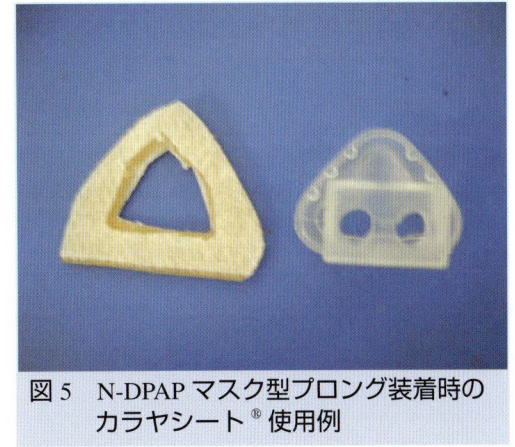

図5　N-DPAP マスク型プロング装着時のカラヤシート®使用例

皮膚障害が発生した場合は通常の褥瘡ケアと同様にケアを行うが，圧迫という原因除去が困難なだけに難渋化することが多い．とにかく皮膚障害を発生させないよう予防策を講じる必要がある．

当院では接触圧のかかりやすい部分やエアリークが認められる部分に，ドレッシング材より安価で，入手しやすいKG系皮膚保護剤（カラヤシート®）を用いることが多い．ドレッシング材と比較して安価であること以外にカラヤシート®を選択する理由として，① 皮膚保護剤そのものの厚みがありクッション性が期待できる，② 柔軟性がある，③ ある程度の制菌性が期待できる，④ 剥離刺激が少ない，があげられる．しかし，分泌物などでカラヤシート®が膨潤しプロングがずれやすい，1つひとつカットするのに手間がかかるなどの問題もあり，代替品としてシリコンジェルシート（シカケア®）に切り替える方向で検討中である．

(4) 寝　具

低出生体重児のなかでも在胎25週未満の超低出生体重児は，皮膚の成熟が完成しておらず，ゼラチン様でみずみずしく，わずかな外力が加わるだけで皮下出血や皮膚連続性の破綻を生じる．自分の体重付加だけでも皮膚障害を発生させてしまう．皮膚水分含有量が多いため，寝床に使用する寝具の材質にも配慮が必要である．

当院では体圧分散マットレス（テンピュール®）の上にリント布を敷き，その上に非固着性シリコンガーゼ（トレックスガーゼ®）を重ねて使用している．シリコン製布はしわにならず，皮膚にも密着しにくいので皮膚障害の発生を抑制する効果が期待できる．しかし，① シリコン製布は高価である，② 使用する前に適当な大きさに裁断してから滅菌する手間がかかる，③ 切断面からほつれたシリコン糸が児の皮膚に付着することで新たな皮膚障害の発生原因になることがある，などの理由から，ドレッシング材であるポリウレタンフォームを応用することも皮膚・排泄ケア認定看護師では検討している．

おむつに関しては，ディベロプメンタルケアの一環として子宮内にいるように背を丸くしたポジショニングをするため，皮膚が密着してスキントラブル発生頻度が高いそけい部への配慮として，ギャザー部分をカットしたおむつや女性用軽失禁パットを使用する．ドレッシング材であるポリウレタンフォームを応用することも皮膚・排泄ケア認定看護師では検討している．おむつは尿量測定が必要なので，女性用軽失禁用パットを使用する．

筆者の施設では上記の方法をとっているが，現在使用されている低出生体重児用体圧分散寝具は，必ずしも低出生体重児の管理において十分な条件を備えているとは言い難い．体重が軽すぎるため，従来から行われているような体圧測定から一定のエビデンスを得ることができない．低出生体重児の場合，将来的な高次脳機能障害を予防するために良い睡眠を確保することが推奨されているため，単に体圧分散の度合いや末梢血管圧の結果だけでは，低出生体重児にとって良い寝具であるという条件を満たしているのか断言はできない．今後はさらに研究が進められ，現場の低出生体重児に合った寝具の開発が望まれる．

(5) 酸素飽和度モニター

酸素飽和度モニターのプローベは皮膚に直接接着させることを避け，超低出生体重児および超早産時の場合は4時間ごとの観察の際に，その他の児は8時間ごとに部位を変えて固定する．固定には専用ベルトを使用して圧迫がかからないように注意する．週数が浅く，皮膚がゼラチン様の24週未満の超低出生体重児はトレックスガーゼ®を先に皮膚に巻いてからプローベを装着する．

(6) 挿管チューブ

気管内挿管はどんな場合もそうだが，事故抜去で再挿管となると生命にかかわるため，チューブ固定は強固で，高温多湿な環境でも固定力が簡単には落ちないような方法が望まれる．

そのために固定に使用されるテープは当院でも弾性絆創膏を使用し，必要以上の挿管チューブの固定し直しは行っていないが，皮膚に直接接着する部分には非アルコール性皮膚被膜材（キャビロン®）の使用を推奨している．シリコン膜をつくることで，剥離刺激を最小限に抑えることができ，絆創膏の接着力を高める作用も期待できる．

5) 感染予防

(1) 消　毒

点滴留置や外科的処置の際に消毒剤が使用されることは新生児・低出生体重児医療でも多いが，当院ではベンザルコニウム塩化物液（ザルコニン®）を使用することが多い．特に低出生体重児の場合は角層が薄く皮膚透過性が高いため，外用剤の経皮吸収率が高い．薬剤の効果以上に副作用にも注意する必要がある．70％イソプロピルアルコールは皮膚乾燥を助長させるだけでなく，経皮吸収され毒性を示すことがある．また10％ポビドンヨードは，一過性の甲状腺機能低

下症・下垂体機能低下症を起こし，脳出血のリスクを高めることが知られている．やむを得ず使用する際は慎重に使用の是非について検討されることをお勧めする．

（2）清潔ケア—沐浴とドライテクニック

当院では出生直後に早産児でも可能なかぎりカンガルーケアを行っている．これは医療現場で問題視される毒性の高い菌を定着させる前に，母親との早期接触を通して良い表皮常在菌を接触させ，前述の正常細菌叢の形成を促進させるためである．

❶ドライテクニック

わが国では従来からの慣習として，出生直後に産湯を使い，その後も日本古来の慣習として沐浴を行ってきた．しかし，現在は乾燥法（ドライテクニック）を行う施設が増えている．当院でも母親がHBVなどの感染症を有している場合など，児への感染を予防する場合を除いては，出生直後は血液・羊水の蒸発による気化熱の影響を受けないよう，速やかに温めておいた乾布で全身を清拭するのみである．過去に当院でも沐浴とドライテクニックの比較を行った際に，生理的体重減少がドライテクニック群で少なかったことや，複数の新生児を数少ない浴槽で順番に沐浴を行うことによる水平感染を回避するために，児にとってよりストレスの少ない乾燥法が採用された．このほかにも，羊水の匂いは新生児が母親の乳首を求め探し出すのに大きな役割を担っていること，短時間でも出生直後の母子分離を避けるべきであるという報告によるところも大きい．

多くは出生直後～生後6日目までは顔面～頭部・陰部を清潔なコットンと滅菌水にて清拭し，汚れの目立つ部位のみ石鹸（薬用ではない）にて洗浄を行う．清拭に使用する物品としてはコットンかスポンジが推奨されている．比較的医療現場で手に入りやすく，一般的に清潔な物品としてのイメージが強いガーゼは，水分を含むことで質感が硬くなるため，清拭時の摩擦による角層損傷リスクが高いため推奨できない．生後7日目以降に沐浴を開始するのが当院で一般的に行われている方法である．短期間入院して早期に退院するケースの場合でも，沐浴指導は生後3日目までは行っていない．

❷胎　脂

胎脂は羊水の浸軟からの皮膚保護，消化管発達や出産時の産道での摩擦抵抗を減少させる潤滑作用のほかに，出生後の保湿・水分蒸散抑制作用をもち，いくつかの抗菌物質が含まれることから，皮膚の異常細菌叢形成に抑制的に関与している．よって，無理に除去する必要はなく自然に消退するのを待ってよい．しかし，ごくまれにもともと胎脂の多い頸部・腋窩・そけい部などの皮膚接触面は胎脂が乾燥しにくく皮膚障害が発生するケースもある．全身観察時に胎脂が過度に残存して汚れがある場合は，清拭を追加したり，石鹸を用いた部分洗浄を行い，皮膚トラブル発生を予防していく必要がある．

6) 新生児に多くみられるスキントラブル

　新生児は母親由来のアンドロゲンと副腎の一過性アンドロゲン産生亢進の影響のため，特に顔面の皮脂分泌が盛んであり，生後2カ月くらいまでは皮脂分泌量あるいは皮膚表面の皮脂量は成人に近い状態にある．適切なスキンケアを行わないと脂漏は痂皮化し厚く堆積する．やがて二次感染を起こす．上述した皮脂分泌の活発な頭部や眉毛部に脂漏性痂皮，前額部や両頬部に新生児痤瘡（新生児にきび）が発生する．

(1) シャンプー

　シャンプーで頭皮・頭髪を1日1回洗う．通常の石鹸やボディシャンプーは皮膚の汚れを落とすためにつくられており，石鹸は石鹸かすが毛孔周囲に付着することもあるので，頭皮洗浄にはシャンプーの使用が推奨されている．

(2) 洗　顔

　よく泡立てて指の腹で愛護的に丁寧に洗う．十分な湯量ですすぐ．ケアに付き添っていると使用する湯の量が少ないことが多いので，スキントラブルがなかなか改善しないケースの場合は実際に立ち会って状況を確認することも時には必要である．

(3) 全身洗浄

　湯温は38〜40℃程度で，短時間で済ませる．特に脂漏性湿疹が発生しやすい頸部・腋窩・そけい部はよく石鹸を泡立てて使用し，十分洗い流すことが重要である．
　洗浄剤に何を選択するかは，臨床の現場でもしばしば議論されるが，洗浄剤に基剤として使用されている界面活性剤の種類によって洗浄剤の性質が異なる．基本的に薬用石鹸である必要はなく，他の皮膚トラブルの発生がなければ普通石鹸での洗浄で問題はない．しかし，石鹸は石鹸かすが残りやすいので，使用後は十分にすすぎを行うか，泡状や液状になったものを使用する．

(4) おむつ皮膚炎（図6）

　おむつ皮膚炎の発生は外来でも目にすることが多い皮膚障害である．
　おむつ皮膚炎発生の機序を示す．水分を外に漏らさないおむつの構造上の特徴や高分子吸収体に吸収された排泄物の影響により，おむつ内は常に高温多湿な状態下にある．このため，おむつ内の皮膚は浸軟状態にある．浸軟は皮膚科領域では病的症状として治療の対象になることはないが，スキンケアの観点からは，トラブル発生のハイリスク状態ということができる．これに排泄物に含まれる細菌の繁殖と進入，アルカリ性の高い排泄物やおむつ表面との長時間接触などの化学的要因や，排泄物を頻回に拭く，洗浄するなどの物理的刺激が複合的に加わることでおむつ皮膚炎は発生する．
　おむつ皮膚炎発生時には発生原因を正確にアセスメントすることが非常に重要である．皮膚障害が発生した部位や排泄物の状況からどのような排泄パターン，管理状況にあるかをアセス

メントし，局所のスキンケアのみならず，排泄管理そのものへアプローチすることが早期問題解決には重要である．小児の場合は大抵，感染性腸炎などの下痢が原因で一時的にスキントラブルが発生することが多いが，通常病状の好転とともにおむつ皮膚炎も治癒していく．しかし，スキンケアの原則に沿ったケアを提供すれば短時間で症状を改善することも可能である．

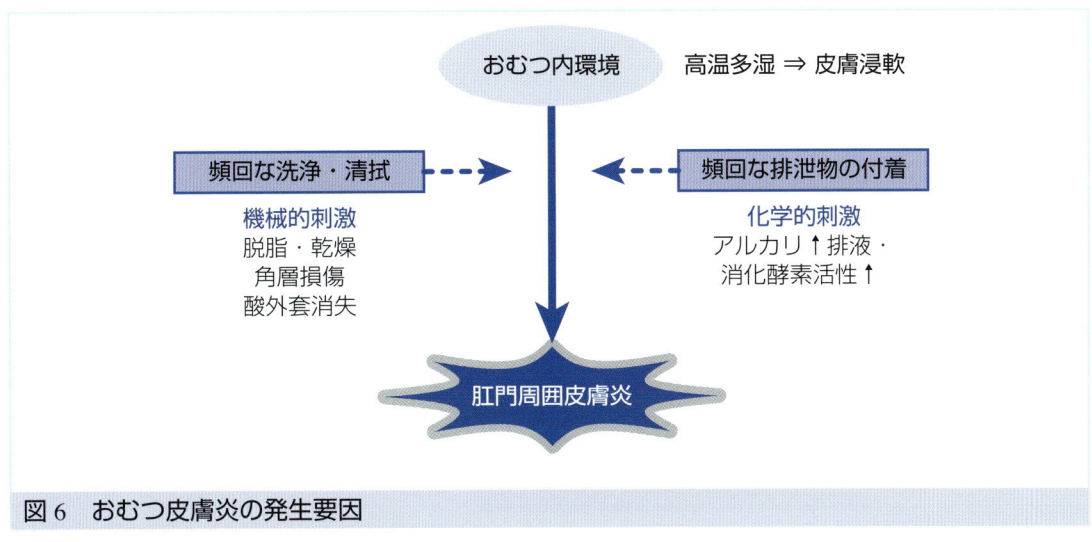

図6　おむつ皮膚炎の発生要因

（文献8）を参考に作成）

7）事 例

プロフィール

10カ月の乳児．
アデノウィルス感染による腸炎で脱水を主訴として小児病棟に入院した．入院前は水様便排泄のたびに温湯洗浄・清拭を行い，亜鉛華単軟膏を塗布していた．しかし，皮膚びらんが悪化，皮膚・排泄ケア認定看護師介入時には滲出液を伴う広範囲のおむつ皮膚炎を発症していた（図7）．児はおすわりができるので，水様便排泄のたび排泄物付着による皮膚刺激のため，床に臀部を激しくこすりつける動作を繰り返し行っていた．

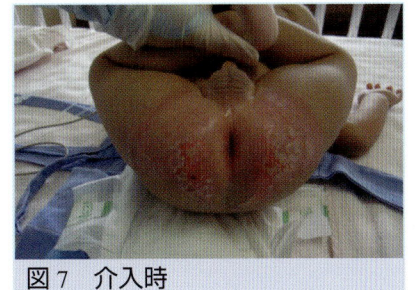

図7　介入時

アセスメント

① アデノウィルス感染による腸炎のため，アルカリ性で消化酵素活性の高い排泄物の付着による皮膚浸軟と皮膚pHのアルカリ化．

② 頻回な皮膚洗浄による脱脂．
③ 児のこすりつけ動作と清拭による角質損傷．
④ 上記①②③による刺激物の生体内進入．

ケアプラン

① 頻回な洗浄・清拭の中止：1日1回の臀部浴（図8）．
② 排泄物の直接付着を予防：滲出液を吸収しその場にとどまって被覆できる粉状皮膚保護剤を散布し，皮膚保護剤配合の油性基材軟膏を厚塗りして排泄物の接触を避ける（図9）．
③ 機械的刺激の除去：清拭の禁止と1日だけ胴抑制実施．

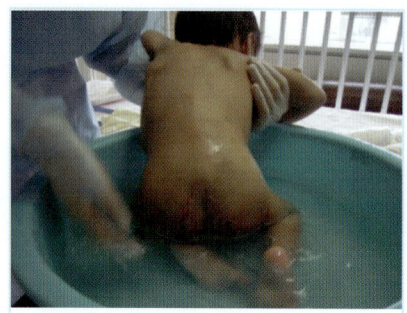

温湯の中で汚れを落とす．ガーゼなどで皮膚を擦らない．

図8　1日1回の臀部浴

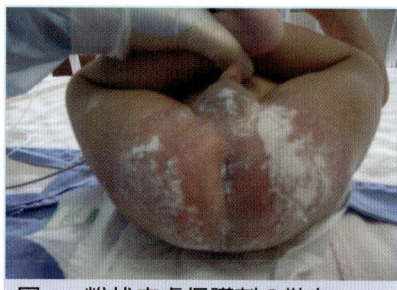

図9　粉状皮膚保護剤の散布

結果

アデノウィルス感染症の病状改善にて退院した（図10）．その後も皮膚状態が完全に安定するまでケアプラン①と②の粉状皮膚保護剤散布のみを継続し，介入7日目に完治した（図11）．

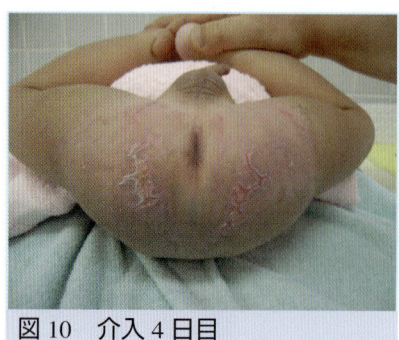

図10　介入4日目

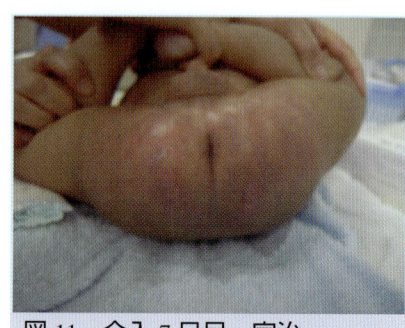

図11　介入7日目，完治

おわりに

　この章では新生児，特に低出生体重児のスキンケアについて述べた．わが国では多くは倫理的問題のため，調査・研究を行い低出生体重児の皮膚およびスキンケアに関する明確なエビデンスを得ることが非常に困難な現状がある．皮膚・排泄ケア認定看護師が実情に即した実践活動を行うためには，そこに勤務し，対象の特性を熟知しているスタッフとの協働なくして成立しえない．筆者も当然のことであるがNICUや回復期治療室に勤務する信頼している多くのスタッフや理解ある医師から様々な示唆を与えられて活動している．将来的には新生児・低出生体重児看護を専門とする研究者と協働して，児にとって最良のケアは何なのかを探求していきたいと願っている．

Q&A

Q：そけい部などの皮膚が密着した部位に皮膚障害が発生することが多いが，対処方法は？

A：　生後間もない児では，そけい部のみならず，腋窩や首周りなどにも皮膚障害が発生することがある．
　新生児の場合，特に腋窩は胎脂が残存しやすく，俗にいう「胎脂かぶれ」を起こしやすい．毎日皮膚接触部のスキンチェックを行い，胎脂の残存が目立つようなら，温水で湿らせたコットンで除去することが望ましい．
　超低出生体重児の場合，皮膚の未熟性が高いため，医療機器やおむつだけではなく自らの皮膚の接触，ずれが物理的刺激となり，皮膚障害を発生させることがある．
　筆者は感染兆候がなくびらん程度であれば，洗浄した後，滲出液コントロールと制菌目的でストーマ用品である粉状皮膚保護剤を散布し経過をみることがある．粉状皮膚保護剤はドレッシング材であるハイドロコロイドと同等の成分からなり，ある程度の湿潤環境を維持できること，ケアの際，貼り剥がしがないので健常皮膚へのストレスが少ないことが選択の理由である．薄く膜を張る程度に散布したら，洗浄・除去はあまり行わない．滲出液の程度により，粉状皮膚保護剤の散布追加を随時行う．皮膚障害が改善してくると固着していた粉状皮膚保護剤は自然脱落する．なお，この方法を実施する際には，皮膚障害をよくアセスメントすること，適応について主治医とよく相談することを推奨する．

Q：トラブルのある皮膚の洗浄時には生理食塩水と温水，どちらを使うほうがいいのか？

A： 洗浄の効果に関しては，生理食塩水を使用しても水道水や蒸留水を使用しても差がないとする報告もあるが，表皮の連続性が破綻した皮膚障害（びらん，皮膚潰瘍など）は，水道水では痛み刺激を感じる．児にとってストレスとなるため，可能な限り温めた生理食塩水を使用する．

　皮膚の清浄化においては，使用する洗浄水の量が問題なので，児の状態が許せばなるべく多くの水量で洗浄することが望ましい．しかし，洗浄時には気化熱を生じ熱喪失が起きるため，体温維持機能が極端に低い超低出生体重児の場合，低体温に陥りやすく，代謝性アシドーシスの進行につながる可能性が高い．ケア実施の際には，皮膚障害に応じた洗浄必要量を検討し，事前にクベース内の設定温度を上げておくなど保温には十分注意する．

（佐々木貴代）

■ **文献**
1) 仁志田博司，楠木 聡 編：超出生体重児—新しい管理指針．改訂3版，メジカルビュー社，2006.
2) Dubowitz L et al：Clinical assessment of gestational age in the newborn infant. J Pediatr, 77：1, 1970.
3) Ballard JL et al：New Ballard Score, expanded to include extremely premature infants. J Pediatr, 119：417-423, 1991.
4) 黛 博雄，小泉武宣：新生児成熟度の評価．周産期医学，31：368-373, 2001.
5) 井村総一・他：極低出生体重児の成熟度判定．平成8年度厚生労働省 心身障害研究「新生児期の疾患とケアに関する研究」，1996.
6) 城 裕之：皮膚ケアで防ぐ低出生体重児の感染対策．Neonatal Care, 16(11)：971-979, 2003.
7) Lawrence AS, Ronald CH：Pediatric Dermatology. 2nd ed, p18, Churchill Livingstone Inc, USA, 1988.
8) 山崎洋次，溝上祐子 編：小児ストーマ・排泄管理の実際．へるす出版，2003.
9) Nopper AJ, Horii KA, Sookdeo-Drost S et al：Topical ointment therapy benefits premature infants. J Pediatr, 128：660-669, 1996.
10) 大野 勉：在胎24週未満の児の管理！皮膚ケアの面から．Neonatal Care, 8：258-261, 1996.
11) Kilbride, HW et al：Evaluation and development of poteutially better practices to prevent neonatal nosocomital bacteremia. Pediatrics, 111(4)：e504-e18, 2003.

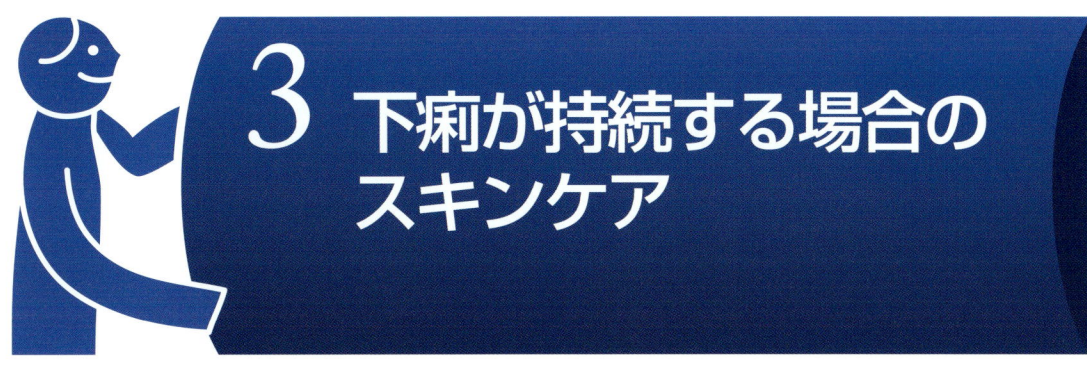

3 下痢が持続する場合のスキンケア

ケアのポイント

① 排便は健康で快活な生活を維持していくためには欠かせない日常的な営みである．したがって，排便の不調は患者にとって身体的，精神的な負担となり，QOL を損なう大きな要因となる．

② 下痢では，頻回に起こる便意，便意の切迫感，腹痛や腹部膨満感などの腹部症状を伴う．この状態が持続することにより様々な問題を引き起こす．例えば，たび重なる便意切迫により切迫性便失禁が起こったり，肛門部の皮膚障害のために日常生活が制限される場合がある．

③ このような問題を解決するためには，まず，なぜ下痢が持続しているのか原因をアセスメントし，一番の原因である下痢を改善させる必要がある．それと併行して肛門周囲皮膚のバリア機能を破綻させない予防的スキンケアを行うことが重要である．

④ 下痢による不消化便は，肛門周囲のびらんや肛門周囲膿瘍などの皮膚障害を起こしやすい．このため，肛門周囲の皮膚を清潔に保つよう，肛門洗浄器（ウォシュレット），肛門清拭剤などを使用し，清潔で健康な皮膚のバリア機能を保つようにするとよい．

はじめに

　下痢とは，便中の水分含有量が多く，液状に近い状態の便性状で，繰り返し排便される状態をいう．腸管の蠕動運動が亢進したり，腸管内への水分の分泌増加，腸管の水分吸収能が低下することが関連して下痢が発生する．下痢は 24〜48 時間続く"急性下痢"と，間欠的または継続して続く"慢性下痢"に大別される．したがって，皮膚障害の原因になる下痢を改善するためには，まず下痢のタイプに応じたケアを行う必要がある．

　下痢による皮膚障害の原因には様々な要因が関係している．この要因を取り除くことで皮膚障害は予防できるし，皮膚障害が発生したとしても改善させることができる．

　本項では，① 下痢のタイプに応じたケア，② 下痢による皮膚障害を予防するための予防的スキンケア方法，③ 皮膚障害が発生した場合の治療的スキンケアについて述べる．

1） 下痢のタイプに応じたケア

（1）急性下痢のケア

- 急性下痢とは，長くても3週間以内で完治するものを想定する．
- 感染性のものと非感染性のものがある．ウイルスや細菌などによる感染性大腸炎や，抗菌剤や抗がん剤などによる薬物性大腸炎，虚血性大腸炎，大腸がんなどが原因として考えられる．
- 下痢以外の症状としては，全身倦怠感や下腹部痛，発熱，多量の下痢便，粘血便，しぶり腹（テネスムス症状）などを伴う．

❶ 原因のアセスメント

- 便の性状：どの程度の軟便であるのか，サラサラの水様便なのか，便の性状を把握する．
- 便の色調：上部消化管出血では黒色便となり，下部消化管出血では鮮血便となる．
- 問診である程度の原因は推定できるが，医師の診察や便潜血，便培養，大腸内視鏡検査などの精密検査が必要になる．
- 排便の回数や悪心，嘔吐：これらは重症度の把握につながる．排便回数や排便量，嘔吐が多ければ，電解質の異常や脱水症状を起こすことも考えられる．
- 全身状態や生活歴：発熱や海外渡航歴があれば，感染性疾患を疑い，詳細な聴取を必要とする．

❷ 脱水予防のケア

- 下痢と悪心，嘔吐や腹痛などの症状が続くときは，腸管の安静を保つために食事を中止する．水様便が持続し，排便回数が増加すると脱水症状に陥ることがある．水分だけでなく電解質も不足してしまうので，水分と電解質をバランスよく摂取して，脱水を予防する．
- その際，冷たすぎるものや熱すぎるものは避ける．白湯やお茶，特に室温程度のスポーツドリンクや低浸透圧に調整されているドリンクは電解質も含有しているので適している．そのほか，果汁や野菜スープ，味噌汁，昆布茶などもよい．
- 水分を摂取する際は，一度に摂取してしまうと吸収が悪くなるので，こまめに少量（100mlくらい）ずつ摂取する．摂取する回数を増やし，様子をみながら間を空けて摂取する．

❸ 薬物療法

- 細菌性下痢の場合は，原因菌に応じた抗生物質を使用することがある．

（2）慢性下痢のケア

- 慢性下痢とは，一般的に，下痢症状が3週間以上持続するものをいう．過敏性腸症候群，乳糖分解酵素欠乏症，結腸がん，炎症性腸疾患，放射線照射性腸炎，下剤乱用などが原因で起こる．

❶ 原因のアセスメント

- 急性下痢と同様に詳細な問診を行うことで，原因を推定することができる．いずれにせよ，医師の診断が必要である．器質的疾患の場合は疾患の治療が主体となる．
- 生活歴や職歴などの把握：暴飲暴食や飲酒，ストレスの多い職場かどうかなどが，排便に大

きく影響し，下痢を起こしている場合がある．
- 経腸栄養剤を使用している場合：浸透圧性の下痢を引き起こしていないか，使用している栄養剤の評価も必要である．
- 摂食状況：アロエや手づくりのヨーグルトなどの過剰摂取，食物アレルギーにより，下痢を引き起こしている場合がある．少量でも体質に合わないと，下痢を引き起こすものもあるので，心あたりがないか注意が必要である．

  ダイエット食品のなかには，センナや大黄のような生薬を含有していて，症状として下痢を引き起こすものを含んでいる場合もあるので，注意が必要である．

❷ 食事療法
- 牛乳摂取後に下痢になる場合は，乳糖不耐症の可能性がある．牛乳の摂取を中止し，ヨーグルトや豆乳に変更する．そのほか，下痢の原因と思われる食品があれば，その食品の摂取を中止して様子を観察する．
- 腸内細菌叢のバランスを整えるために，プロバイオティクス製品（乳酸菌飲料や食品，乳酸菌製剤）やプレバイオティクス（食物繊維）を毎日継続して摂取する．

  プレバイオティクスのなかでも水溶性食物繊維は保水性があり，便の水分量を適度に保ちながら便の形成や便の容量を増やす作用がある．
- 炎症性腸疾患の場合には，低脂肪，低残渣食を摂取し，腸管の安静を保つ必要がある．
- 食品に原因があるときは，原因と考えられる食品を中止し経過観察する．
- 経腸栄養剤が原因の場合には，浸透圧の低い栄養剤を選択したり，投与速度や温度の見直し，食物繊維や乳酸菌を添加するなどの対策を行う．

❸ 薬物療法
- 止痢剤（タンニン酸アルブミン®，フェロベリン®，ロペミン® など）を使用する．
- 下剤の乱用が下痢の原因の場合は，徐々に下剤から離脱できるようにする．刺激性下剤や浣腸による刺激で排便していることで下痢になっている場合は，塩類下剤や，膨張性下剤を併用し，徐々に切り替えながら排便を調整する．

2) 下痢による皮膚障害を予防するための予防的スキンケア

肛門部の清潔保持方法と皮膚障害の予防

❶ 機械的刺激の除去
- 皮膚障害を予防するためには，予防的スキンケアが必要である．予防的スキンケアとは，皮膚障害の要因を除去することが基本となる．
- 下痢になると，頻回に便意を催すので肛門を刺激してしまう．また，下痢便で排便回数が増加すると肛門部が不潔になりやすいので細菌感染しやすい状態になる．
- 下痢時や便失禁による不消化便などが排泄されると，便の接触で肛門周囲のびらんや肛門周囲膿瘍などの皮膚障害を起こしやすい．このため，肛門周囲の皮膚を清潔に保つよう，肛

門洗浄器（ウォシュレット），肛門清拭剤などを使用し，清潔で健康な皮膚を保つようにするとよい．

しかし，清潔を意識するあまり，肛門周囲を頻回に洗いすぎたり，拭き取り時に何度もこすると皮膚への機械的刺激となる．また，皮脂を過剰に取り去ると皮膚のバリア機能が損なわれ，皮膚障害の原因となる．このため，洗浄は1日に2回程度を限度とし，押し拭きを心がける．

・下痢便が持続している場合には，皮膚障害を起こしやすいので，洗浄剤は皮膚に刺激の少ないものを選択するとよい．弱酸性の洗浄剤は皮膚のpHに近く，皮脂分泌量が少ない脆弱な皮膚に対する刺激が少ないので，皮膚障害を起こしやすい陰部の洗浄に適している．セラミドやユーカリエキス，グリチル酸ジカリウムなどの保湿剤含有の洗浄剤（ソフティ®薬用洗浄剤：図1）を使用すると，皮膚の保湿を保つことができ，さらに消炎効果も期待できる．

ソフティ® 薬用洗浄剤
・セラミド，ユーカリエキス配合で潤いを保つ
・250m*l*　1,575円

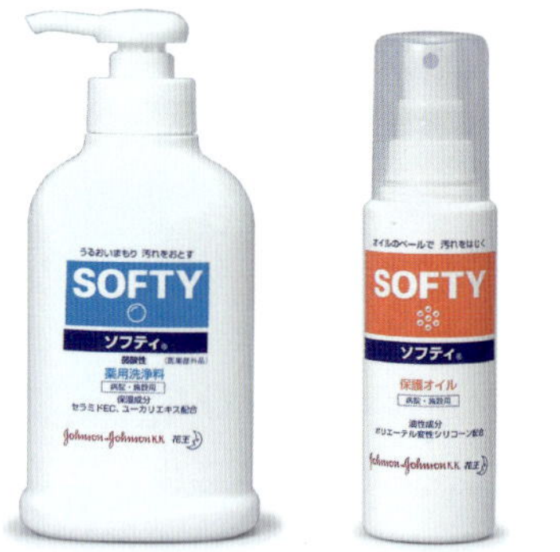

ソフティ® 保護オイル
・汚れをはじく
・皮膚保護剤スクワレン，グアイアズレン配合
・変性ポリエーテルシリコンが含まれる
・不感蒸泄を妨げず，蒸れを防ぎつつ，皮膚に密着する
・90m*l*　1,260円
（ジョンソン・エンド・ジョンソン）

図1　弱酸性洗浄剤，保護オイル

※製品の価格は，2008年4月現在のもの．以下同様．

また，界面活性剤が泡立つと臨界ミセル濃度になるので，洗浄効果が高くなる．洗浄剤は十分に泡立てて，泡で汚れを浮き上がらせ，包み込むようにする．その後は，十分に洗浄剤や汚れを洗い流し乾燥させる．

・その他，界面活性剤が乳化されている洗浄剤もある（セキューラ®CL：図2）．アロエグリセリン配合で保湿力もある．洗浄前に泡立てる必要がなく，汚染部分にスプレーしたあとに拭き取り，微温湯で洗浄し，乾燥させる．

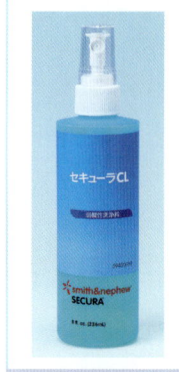

セキューラ®CL
・pH：5.2
・保湿力：アロエグリセリン
・低刺激：界面活性剤はポリソルベート20
・10～15秒で汚れが浮き上がる
・泡立てる必要なし
・こすらない
・118m*l*　1,260円，236m*l*　1,680円
（スミス・エンド・ネフューウンドマネジメント）

図2　弱酸性洗浄剤

洗浄成分に界面活性剤が使用されていない天然オイルが主成分の乳化クリームもある（リモイス®クレンズ：図3）．これは，拭き取りだけで汚れや油分を取ることができるので，寝たきりで十分に洗浄できない場合にも向いている．

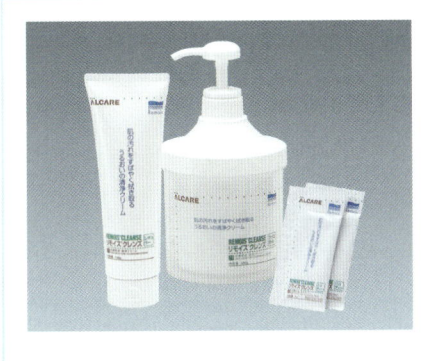

リモイス®クレンズ
・スクワラン，マカデミアナッツ油，ホホバ油が配合され，天然オイルで汚れを浮き上がらせる
・保湿剤配合，弱酸性
・10cm^{2}に対してさくらんぼ大/2.5g塗布し，伸ばす
・水洗いは不要だが，クリームが皮膚に残らないように拭き取る
・レギュラー：180g　1,575円，
　ハンディ：5g×10パック　735円
　プッシュボトル：500g　1本　3,675円
（アルケア）

図3　皮膚保湿・清浄クリーム

・下痢時は排便回数が増加するので，1日2回の洗浄以外では，市販の肛門清拭剤（サニーナ®など：図4）を活用する．サニーナ®は油分で汚れを浮かすので，皮膚をこすらずに汚れを取り去ることができる．スクワラン，グアイアズレンが配合され，皮膚と同様の弱酸性なので低刺激性である．使用時はティッシュなどにスプレーし，押し拭きにて汚れを拭き取る．

サニーナ®
・グアイアズレン，スクワラン，トコフェノール含有
・油分で汚れを浮き上がらせる
・トイレットペーパーに適量スプレーして使用する
（花王）

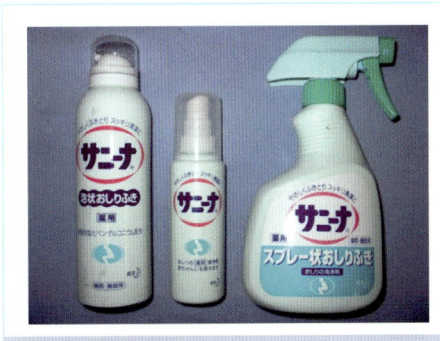

図4　肛門清拭剤

・肛門洗浄器（ウォシュレット）を使用する際は洗浄圧は弱くし，肛門周囲の表面の皮膚だけを洗浄する．浣腸のように使用して肛門内部を洗浄しないよう注意する．水圧が強いと肛門括約筋不全の場合には，肛門から直腸内に水分が入りやすいので，後から肛門から内部に入った水分が漏出することがある．

❷ 皮膚の浸軟予防
・慢性下痢の場合には，肛門周囲の皮膚に撥水性クリームなどを使用し，皮膚を保護して皮膚障害を予防する．

3. 下痢が持続する場合のスキンケア

- 下痢に伴い便失禁を心配するあまり，必要以上に大きいおむつの使用や，パッドを重ねて多用することにより高温多湿状態となり，接触する皮膚の浸軟が起こる．また，気軽に使用できるトイレットペーパーを失禁部分に常時あてていると，ペーパーが湿ったまま皮膚に付着し続けるので，皮膚が浸軟して皮膚障害の原因となる．なるべくガーゼのように通気のよいものをあて，こまめに当て物を交換するようにする．
- 水溶性クリームの保湿剤（セキューラ®ML：図5）は全身の皮膚の乾燥を抑えて保湿効果があるので，肛門周囲皮膚だけでなく，清拭や入浴後に乾燥しやすい部分に使用するのにも適している．

セキューラ®ML
- 全身の皮膚を乾燥から守る
- 清拭や入浴後に乾燥しやすい部分に使用するのに適している
- 無香料
- 236m*l*　1,260円/本

（スミス・アンド・ネフューウンドマネジメント）

図5　保湿剤

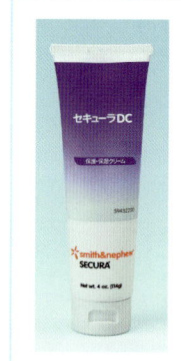

❸ 化学的刺激の除去
- 便にはアルカリ性の消化液が含まれている．特に下痢便になると活性化された強アルカリ性の消化液が多量に含まれており，皮膚に付着すると接触性の皮膚障害が発生しやすくなる．
- 下痢便が，皮膚に付着して起こる皮膚障害を予防するために，保護オイルや撥水性クリームなどの製品が発売されている．これらの製品を使用する場合に注意しなければならない点は，不感蒸泄を妨げずに，蒸れを防ぎつつ，オイルやクリームが皮膚に密着することで汚物をはじくということである．
- ソフティ®保護オイル（図1）はポリエーテル変性シリコーン（撥水持続効

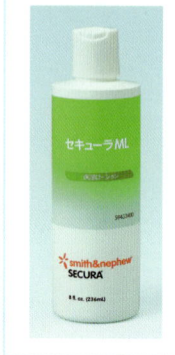

セキューラ®DC
- シリコンオイルでべとつかない
- 撥水性
- PEG，気管切開孔，瘻孔ケア，尿失禁，ハンドケアに適している
- 無香料
- 114g　2,415円

（スミス・アンド・ネフューウンドマネジメント）

図6　保湿・保護クリーム

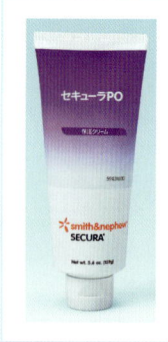

セキューラ®PO
- 強い撥水性
- ワセリン主成分の軟膏タイプ
- チョウジの臭いあり（クローブオイル）
- 水様便の失禁に適している
- ワセリン単独より消炎効果のある成分を含み，皮膚への密着が保たれる
- 70g　1,680円，159g　2,205円

（スミス・アンド・ネフューウンドマネジメント）

図7　撥水性軟膏

リモイス®バリア

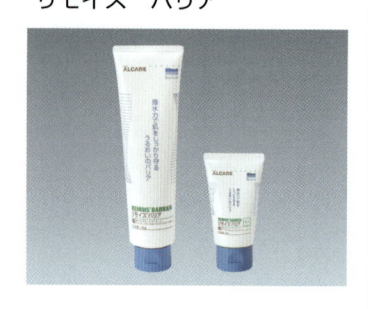

2）下痢による皮膚障害を予防するための予防的スキンケア　　33

果）配合のオイルであり，スクワラン，グアイアズレン配合で皮膚保護効果もある．
- セキューラ®DC（図6）はジメチコン（シリコンオイル）でべとつかず，適度の撥水性と保湿効果がある．セキューラ®PO（図7）はワセリン，コーン油が配合され撥水性があり，油性の保護層をつくり皮膚の水分蒸発を予防する．撥水作用があると，皮膚に排泄物が直接付着せず保護される．また，酢酸トコフェノールやパルミチン酸レチノール，コレカルシフェロールのような皮膚コンディショニング剤も配合されており，皮膚のバリア機能を維持することができる．
- リモイス®バリア（図7）は撥水性スキンケアクリームである．撥水性と保湿成分が配合されており，皮膚のバリア機能を保つことができる．その上からはテープなどで固定するとはがれやすいので注意が必要である．
- スプレータイプの皮膚被膜剤もある．自分で臀部にスプレーするのは困難なので，介護者が患者に使用する場合に向いている．リモイス®コート（図8）はシリコンとアクリルなどの微粒子の集合体なので透湿性が高い保護膜をつくるスプレーになっており，皮膚を被膜することで保護する．ノンアルコールで刺激がないが，皮膚障害の発生した皮膚には使用できないので，あくまでも皮膚障害を予防する目的で使用する．また，キャビロン®非アルコール性皮膜（図8）は，ノンアルコールで撥水効果が高い一方，水蒸気は通過させる性質がある．

図8　皮膚被膜剤

キャビロン®非アルコール皮膜（スプレータイプ）

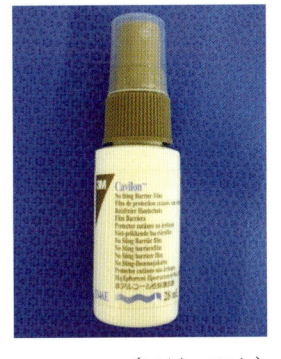

- ノンアルコールのものを使用する
- 損傷皮膚がある場合には使用しない
- スプレータイプはセルフケアには不向きであるが，介護者が使用する場合には簡便である

（スリーエム）

リモイス®コート

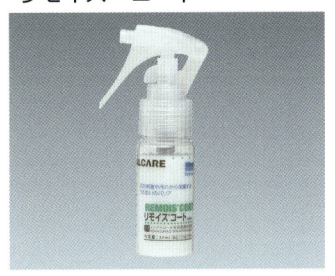

（アルケア）

リモイス®コートハンディ

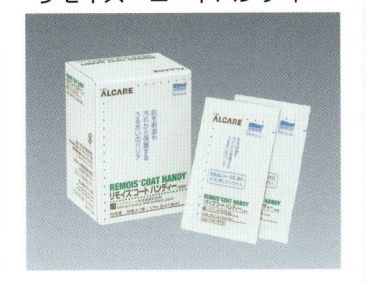

（アルケア）

- 下痢便が，皮膚に付着することによる皮膚障害も予防が必要だが，患者が早く治るように自己判断で，様々な薬を使用して皮膚障害を悪化させる場合もあるので，対処行動の指導にも注意が必要な場合もある．患者が清潔にしなければいけないからと，消毒液で皮膚を清拭する場合もある．したがって，患者が自己判断で様々な薬を使用したり，消毒液を使用しないようスキンケア方法を確認し，正しく指導することも必要である．

a. 日常生活自立度がベッド上臥床の患者の場合で，常時おむつを使用し，下痢便が持続している場合

水分を透過する非吸水繊維のポリエステル綿（スキンクリーンコットン®SCC：図9）を使用すると，尿や下痢便の水分を拡散することなく，おむつやパッドに吸収させ，皮膚を乾燥した状態に保つことができる．下痢が多量の場合でも臀裂を伝って背部に流れることなく濾過作用によっておむつやパッドに広がらずにスポット吸収されるので，褥瘡部の汚染防止や横漏れ防止に有効である．しかし，完全に水溶の液体は濾過するが，不消化な下痢便では，不消化便の残渣が皮膚側に残留するため，皮膚被膜剤などで皮膚表面を保護する必要がある．使用方法は，患者の臀部や会陰部の大きさ，体格に合わせて臀部にあてがい，おむつやパッドを重ねてあてる．交換はおむつやパッドの交換とともに行う．

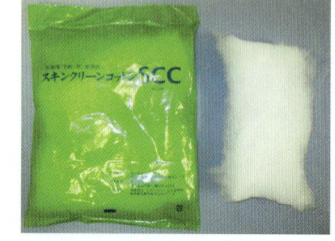

さらに，従来の紙おむつでは水様便・泥状便の吸収率が低いので，便漏れ防止のためにおむつを重ねるなどの対策を図ることが多いが，便を水分と固形物に分離し，水分を濾過することができるパッド（テークケアSケア軟便安心パッド®：図10）を合わせて使用することで，皮膚障害発生リスクを軽減するとともに，便漏れを軽減することができる．

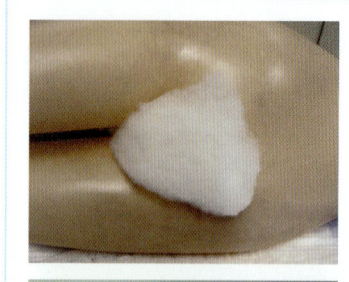

- ポリエステル繊維綿
- 非吸水性繊維で水分（液体）を濾過する
- 1枚 200×300mm
- 1箱（10個入り） 1,575円

（フコク）

図9 スキンクリーンコットン®SCC

- 水様便の吸収率が良い
- 便を水分と固形物に分離し，水分を濾過することができる

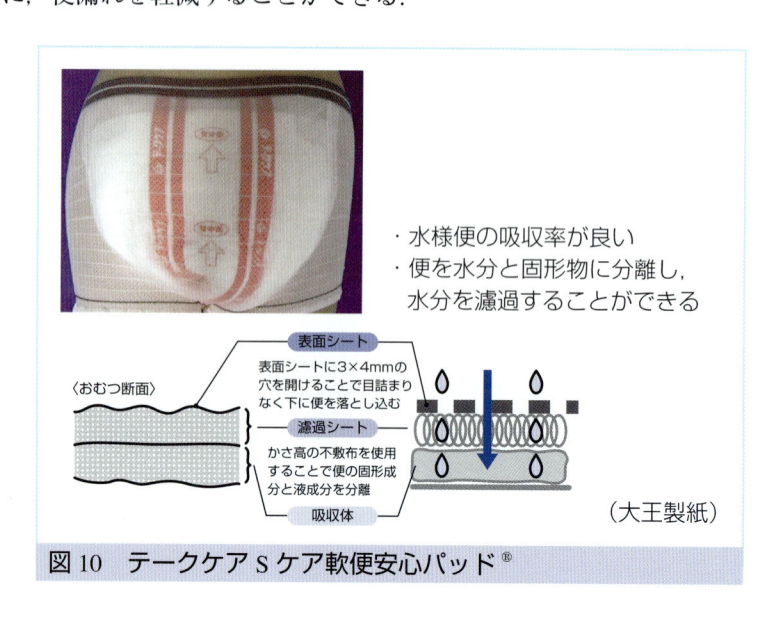

（大王製紙）

図10 テークケアSケア軟便安心パッド®

2）下痢による皮膚障害を予防するための予防的スキンケア

b. 日常生活自立度がベッド上臥床の患者で，体位を十分に交換できないような状態にある場合

排便を皮膚に付着させることなく，採便袋内に回収できるように設計されている肛門専用装具（フレックステンドフィーカル®：図11）を使用するとよい．皮膚保護剤はフレックステンド皮膚保護剤が使用されている．この皮膚保護剤は，疎水性ポリマーはPIB（ポリイソブチレン），SIS（スチレン・イソプレン・スチレン）で，親水性ポリマーはCMC（カルボキシルメチルセルロース）とペクチンが使用されており，クロスリンク構造を形成している．水様便や汗，体液に対して溶け崩れにくく柔らかいので，柔軟性に富んでおり，肛門周囲の凹凸にも密着して皮膚を保護することが可能である．採便袋にはコネクターが付属しているので，チューブ類と接続してドレナージや場合によっては低圧持続吸引を併用できるようになっている．また，採便袋は重層構造の防臭フィルムが使用され防臭効果が高い特徴がある．ガス抜きフィルターも付属しているが下痢便の場合は漏出することがあるので注意が必要である．

下痢が持続している場合に，そのたびに洗浄を行うと皮膚障害を起こすリスクが高いため，予防的に肛門専用装具をするとよい．使用方法は，肛門周囲の皮膚のスキンケア後，皮膚が安定した平面を得られるように凹凸を練状皮膚保護剤で補整し貼付する．

このほか，ストーマ用の単品系装具（図11）を応用してもよい．皮膚保護剤が薄くて柔らかい装具をこの代用としても使用可能である．皮膚保護剤は肛門周囲皮膚よりしわのない部分まで平面を得られるように大きく穴あけし，肛門周囲に密着させる．排出口はゴムで止める．便失禁管理用パウチより容量が小さいので，ガスや便量が多い場合などこまめに抜く必要がある．また，漏れる前に定期的な交換が必要である．

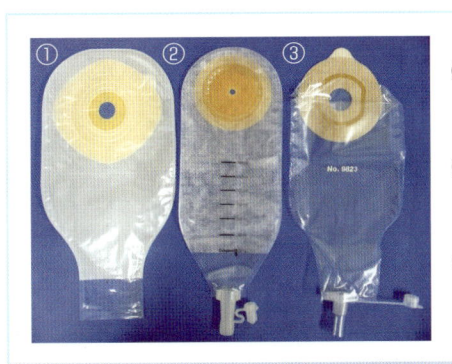

① ストーマ用単品系装具
　（アクティブライフドレインパウチ ST-2®）
　　　　　　　　　　　　　　　　　（コンバテック）
② 瘻孔ケア用装具
　（コロプラストドレイナージ M®）
　　　　　　　　　　　　　　　　　（コロプラスト）
③ 肛門専用装具
　（フレックステンドフィーカル®）
　　　　　　　　　　　　　　　　　（ホリスター）

図11 肛門専用装具とストーマ用単品系装具，および瘻孔用装具

c. 水様の下痢便が持続してコントロールが不良で，日常生活自立度がベッド上臥床の患者

便失禁管理用のバルーンカテーテル付きのドレナージパウチ（フレキシシール® シグナル；Flexi-Seal®SIGNAL）（図12）を使用する場合もある．肛門よりチューブを通じてダイレクトに便を専用パックに収集することができる．挿入してバルーンを膨張させて固定する際に，インジケータがふくらみ，過剰にふくらんで内圧が高くなりすぎないよう防ぐことができる．肛門周囲皮膚が排便で汚染されるごとにおむつを交換する必要がないので，患者，看護者の負担を軽減できる．肛門括約筋不全の場合は，肛門や，直腸内に違和感を与えず，排便反射を起こすことなく

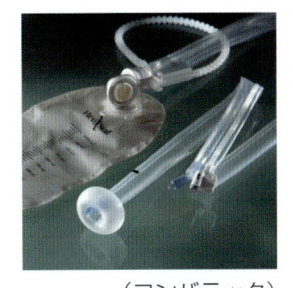

（コンバテック）

図12 フレキシシール® シグナル

非侵襲的な挿入と長期間の留置が行える．使用に際しては，直腸粘膜に炎症があったり，肛門直腸の術後の患者には局所を圧迫する可能性があるため不適応になる．また，肛門狭窄や肛門括約筋の緊張が強く，挿入による違和感や疼痛を生じる場合にも不適応となる．

下痢に伴い便失禁も認める場合は，排便日誌を記録し，ドライタイムを把握することで，肛門周囲の皮膚が便で汚染される時間を短縮し，皮膚障害を予防することも必要である．バード ディグニケアは挿入するカフの内圧が低圧になっており，直腸内で低圧で留置することができる（図13）．

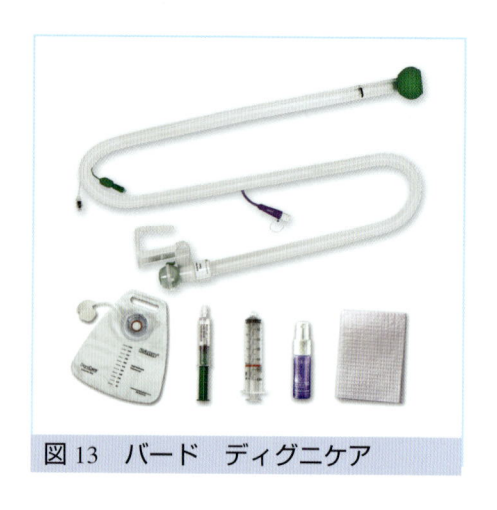

図13 バード ディグニケア

3）皮膚障害が発生した場合の治療的スキンケア

(1) 機械的刺激の除去

- 皮膚障害が発生し，びらんや潰瘍形成されているときは，洗浄時に微温湯では灼熱感や痛みを伴う場合がある．人肌程度に温めた生理食塩水を使用し，水圧をかけずに愛護的に流すとよい．
- 皮膚障害部分の洗浄には弱酸性の洗浄剤を使用し，洗浄回数は1日1回に制限する．洗浄時には摩擦による機械的刺激で皮膚障害が周囲皮膚に拡大しないようにする．

(2) 排泄物による化学的刺激の除去

- 便にはアルカリ性の消化液が含まれている．特に下痢便になると活性化された強アルカリ性の消化液が多量に含まれている．皮膚障害を起こしている皮膚に付着すると刺激痛があるので苦痛を伴う．
- 浸軟やびらんした部位に対して，ストーマケア用の粉状皮膚保護剤（図14）を散布し，ゲルを形成することによって，便の付着や刺激を防ぐことができる．また，皮膚保護剤は便のアルカリ性を弱酸性に緩衝させる作用がある．
- しかし，カラヤガム含有のものは灼熱感を伴うことがあるので，びらんしている皮膚にはCMCなどの合成系の皮膚保護剤を使用するとよい．

・アルカリ性の排泄物を弱酸性に緩衝させる
・粉状皮膚保護剤，練状皮膚保護剤の活用
・ペクチン，CMC含有の皮膚保護剤を用いる
・皮膚障害部位にカラヤガム含有のものを使用すると灼熱感を伴うことがある

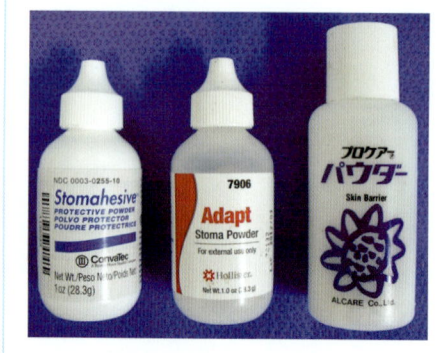

図14 粉状皮膚保護剤

3）皮膚障害が発生した場合の治療的スキンケア

- また，板状皮膚保護剤（図15）を皮膚のびらん部分に貼付して保護することにより，創傷治癒を促進させ便の付着から保護することができる．練状皮膚保護剤（図16）はアルコールを含有していると疼痛刺激があるので，ノンアルコールのものを使用する．

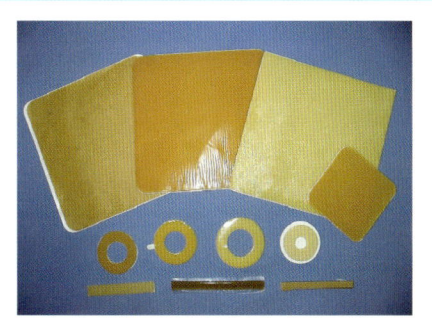

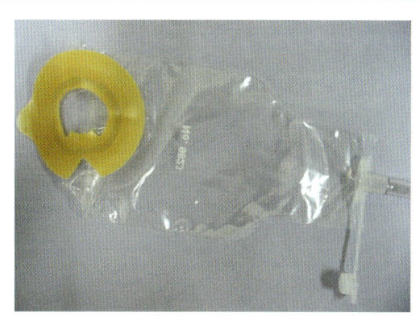

- 皮膚への排泄物の付着を回避する
- 皮膚を皮膚保護剤で保護し便の付着を回避
- 切手状の大きさに切ってモザイク状に貼付し，剥がれた部分のみ交換する
- 肛門パウチの面板部分

図15　板状皮膚保護剤

- びらんや浅い潰瘍の場合で疼痛による苦痛が強い場合に，外用薬では消炎効果のあるアズノールや潰瘍治療剤のイサロパン®を使用すると効果がある．
- 下痢が持続し便失禁も認め，臀部周囲に広範囲に便が付着するときには，亜鉛華軟膏などを臀部の汚染する範囲より広く厚く塗り，皮膚を保護する．便で汚染されても，おむつ交換のたびに洗浄せず，亜鉛華軟膏が剥がれ落ちた部分だけを上から塗り重ねる．洗浄時にはサニーナ®やオリーブ油で柔らかく浮かせてから拭き取る（図17）．

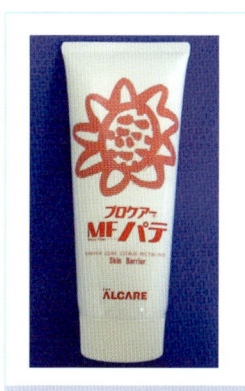

- カラヤガム，柑橘ペクチン，ミクロファイバーを加えたノンアルコールの練状皮膚保護剤
- 皮膚への排泄物の付着を回避する
- 皮膚を皮膚保護剤で保護し便の付着を回避
- 乾燥するまでは粘性があるため，おむつやパッドに付着する

図16　練状皮膚保護剤

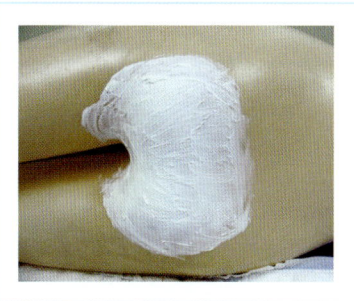

- 皮膚への排泄物の付着を回避する
- 皮膚を亜鉛華軟膏で保護し便の付着を回避
- 亜鉛華軟膏が剥がれ落ちた部分に塗り重ねる

図17　亜鉛華軟膏の使用

3. 下痢が持続する場合のスキンケア

・皮膚障害の範囲が，便の接触している部分より広範囲で，外陰部などにも発赤疹が拡大増強している場合には，真菌などの感染を疑い医師に相談する．また，スキンケアで改善がみられない場合にも，ケア方法を評価し，医師に相談のうえ，治療法などの対策を考える必要がある（図18）．

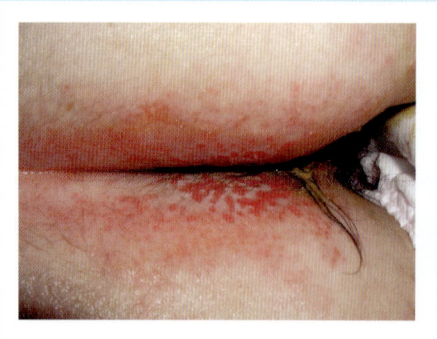

肛門周囲皮膚のびらんと浸軟 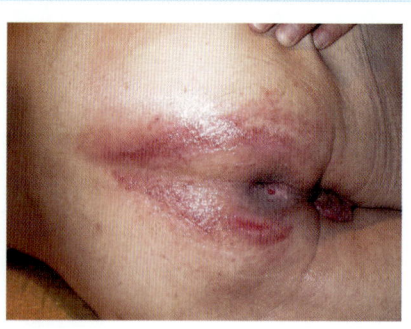　　臀部の皮膚が接触する部分のびらんと浸軟

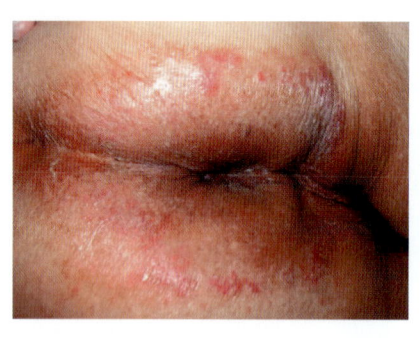

下痢が持続し，便失禁するために，パッドを常時使用していることによる皮膚障害 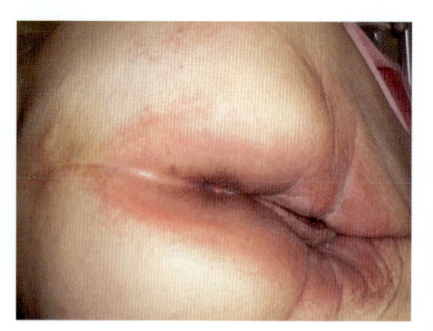　　真菌感染

図18　下痢による皮膚障害

（3）スキンケアの実際—事例1：粉状皮膚保護剤の使用（図19）

仙骨腫瘍術後の事例である．
術後，1日に10回以上の下痢や便汁や腸粘液の漏出性便失禁があった．また，術創の消毒のためにイソジンで肛門周囲まで毎日消毒を行っていた．肛門周囲の皮膚は潰瘍形成していた．
そこで，食物繊維サプリメントの摂取による排便コントロールを行うとともに，肛門周囲までの消毒を中止し，洗浄は1日2回まで，微温湯で流すのみとした．潰瘍部分には粉状皮膚保護剤を使用し綿花をあて，漏出のたびに粉状皮膚保護剤を散布し綿花を交換した．
2週間後には排便状況と皮膚症状は改善した．

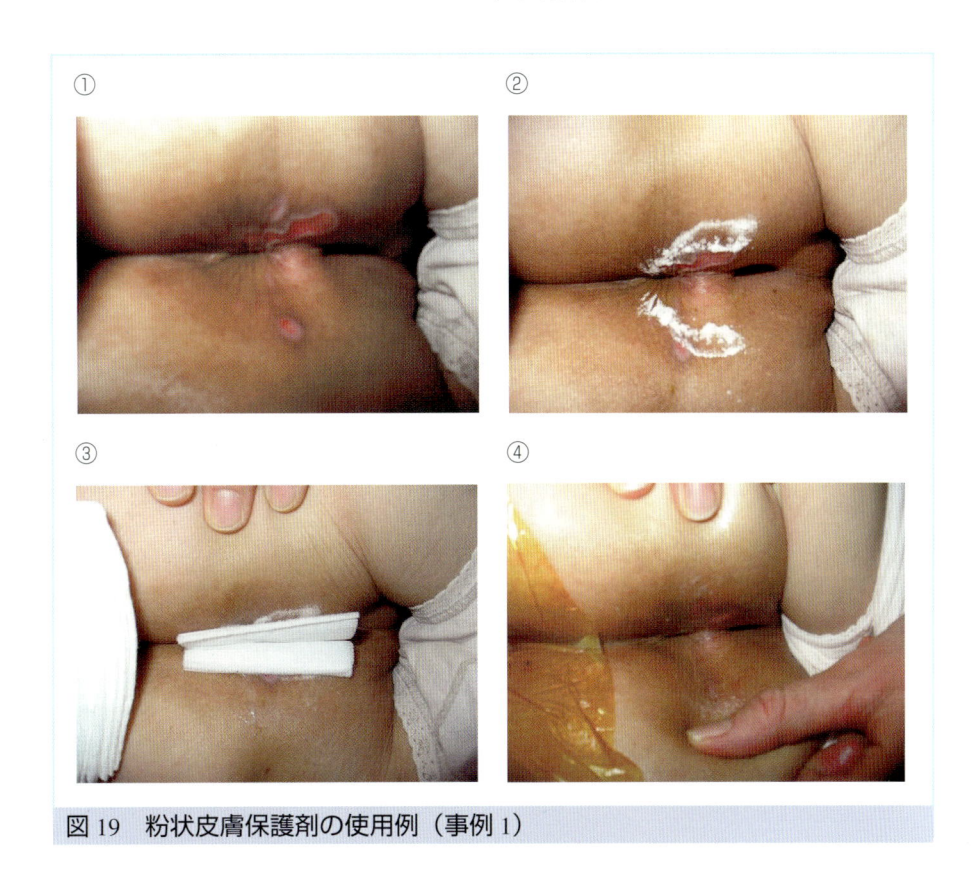

図19 粉状皮膚保護剤の使用例（事例1）

（4）スキンケアの実際—事例2：粉状皮膚保護剤の使用（図20）

> 突発性の肛門括約筋不全の事例である．
> 泥状〜軟便の漏出性便失禁があり，トイレットペーパーを丸めてあてていた．
> 便性状を固形化するように食事内容のアドバイスを行った．
> スキンケアは，びらん部分に粉状皮膚保護剤を使用し，便を拭き取る際は押し拭きを心がけるよう指導した．

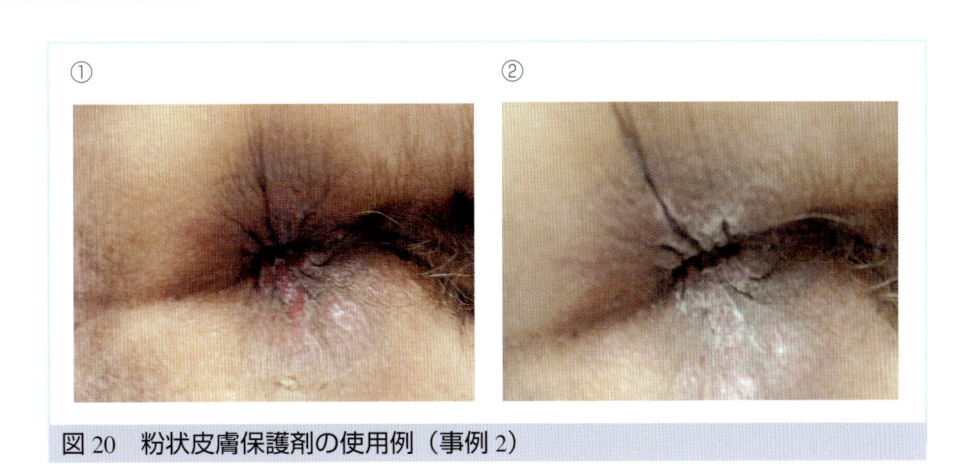

図20 粉状皮膚保護剤の使用例（事例2）

(5) スキンケアの実際―事例3：粉状・板状皮膚保護剤，下痢用濾過綿，吸収パッドの使用（図21）

　循環器疾患，多臓器不全で，常時水様の下痢便が漏出している事例である．

　水様便のために，おむつを常時装着しており，皮膚が浸軟しやすいうえに，発熱のために発汗もあり，栄養状態も低下し脆弱な皮膚となっている．看護師は排便で汚染されるたびに肛門部の洗浄を繰り返しており，臀部全体に皮膚障害が拡大していた．水様便はおむつに吸収されにくく，おむつの表面に拡散するので，皮膚汚染の範囲が拡大していた．

　そこで，液状便が拡散せず，おむつにスポット吸収されるように濾過する綿（スキンクリーンコットン®SCC）を使用し，軟便がより吸収しやすいパッド（テークケアSケア軟便安心パッド®）に変更した．肛門周囲のびらんした皮膚には粉状皮膚保護剤と板状皮膚保護剤を使用し，皮膚に便が付着しないように保護した．洗浄は1日1回とし，洗浄以外では肛門清拭剤（サニーナ®）を使用することと皮膚保護剤は剥がれた所のみの交換とし，粉状皮膚保護剤を上から散布することを継続した．

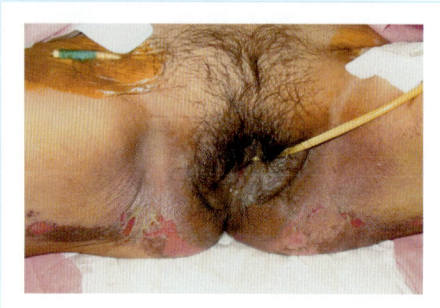

①常時水様の下痢便が漏出．

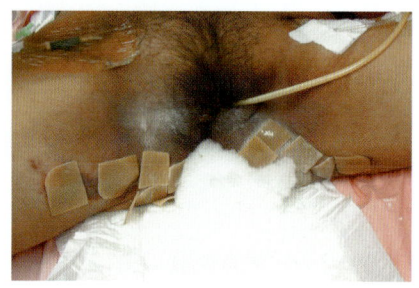

②粉状・板状皮膚保護剤，下痢用濾過綿（スキンクリーンコットン®SCC），吸収パッド（テークケアSケア軟便安心パッド®）の活用．

図21　粉状・板状皮膚保護剤，下痢用濾過綿，吸収パッドの使用（事例2）

（写真初出掲載文献4））

(6) スキンケアの実際―事例4：肛門専用装具の使用（図22）

　尾骨部の褥瘡があり，漏出性便失禁のために肛門部皮膚にびらんを生じている事例である．

　褥瘡部が常時便で汚染されてしまうため，肛門部にストーマ用装具を貼付して管理した．しかし，ケアする側に装具装着のテクニックが必要であったり，患者が寝たきりであることなどの適応がある．

a. ストーマ用装具の使用

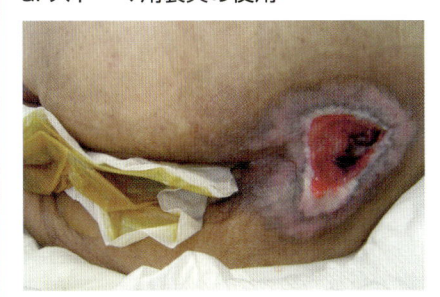

b. 瘻孔ケア用装具の使用

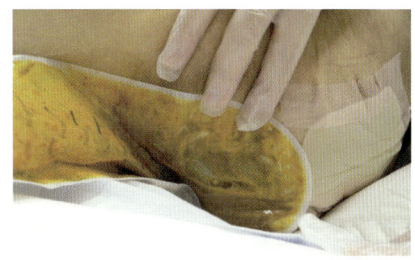

アクティブライフドレインパウチ ST-2® を使用.

コロプラストドレイナージ M® を使用.

c. 肛門専用装具の使用

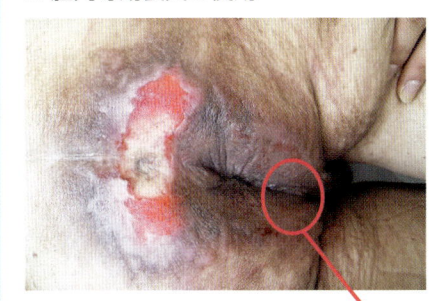

①肛門部びらん,尾骨部褥瘡.

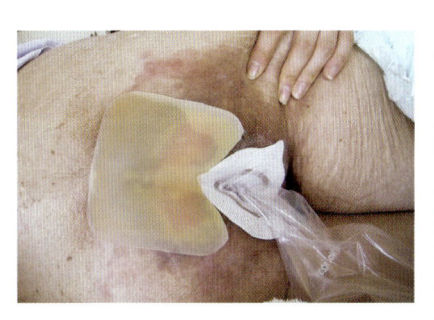

②フレックステンドフィーカル® を使用.

女性の場合は特に会陰部は平面を得にくいため,補整が必要である.

図22 肛門専用装具の使用（事例3）

（下段②の写真初出掲載文献3））

おわりに

　下痢が持続的に起こると,患者にとって腹痛や肛門痛,便失禁などを伴い,身体的,精神的な負担となり,QOLを損なう大きな要因となる.特に下痢による不消化便は,肛門周囲のびらんや肛門周囲膿瘍などの皮膚障害を起こしやすい.

　このため,できるだけ早期に下痢を改善させることと,肛門周囲皮膚を清潔で健康な皮膚を保つように予防的なスキンケアを徹底することが基本である.下痢が持続している場合には,身体の生理機能だけでなく,日常生活や対処行動など様々な要因によって影響を受ける.このため,個人の特徴をより深く把握しケアに取り組む必要がある.下痢を適切に管理するということは,身体と生活環境の調整を図り,可能であれば患者自らがセルフコントロールできるようにする全人的ケアである.

3. 下痢が持続する場合のスキンケア

Q&A

Q：下痢による皮膚障害を予防するためにはどうすればよいか？

A：下痢の原因をアセスメントし，下痢が改善できるように対策を立てる．それと併行して，皮膚のバリア機能を保持し，健康な皮膚を保つケアを行う．下痢便が皮膚に付着しないようにすることや過剰に洗浄して皮脂を取り去らないこと，洗浄時に摩擦をしないことが重要である．

Q：下痢による皮膚障害が発生しているときはどうすればよいか？

A：浸軟やびらんした皮膚はケアの際に痛みを伴うことが多いので，洗浄水は生理食塩水を使用し，水圧をかけずに愛護的に行う．浅いびらん部分には，ストーマ用品の粉状皮膚保護剤を散布する．便のアルカリ性を弱酸性に緩衝させる作用があるので，刺激を防ぐことができる．また，悪化する前に肛門専用装具などを使用する．

Q：下痢が持続しており皮膚障害が改善しない場合にはどうすればよいか？

A：下痢が持続している原因をアセスメントし，下痢の治療を再評価する．スキンケアを行っているだけでは解決できないので，主要因である下痢を解決しなければ皮膚障害は解決されない．

（積　美保子）

■文献

1) 河井啓三，大沼敏夫：よくわかる排便・便秘のケア．初版第7刷，中央法規出版，2003．
2) 平塚秀雄 編：下痢・便秘診療のコツと落とし穴．中山書店，2005．
3) 山名哲郎 編著：読んだら変わる！ 排便障害患者さんへのアプローチ 便秘・下痢・便失禁のアセスメントとケア．メディカ出版，2007．
4) 前田耕太郎 編：ナーシングケアQ&A 第14号 徹底ガイド 排便ケアQ&A．総合医学社，2006．
5) 田中秀子，溝上祐子 監修：失禁ケアガイダンス．日本看護協会出版会，2007．
6) 日本看護協会認定看護師制度委員会創傷ケア基準検討会 編著：スキンケアガイダンス．日本看護協会出版会，2002．
7) Chritine N：Nursing for Continence．2nd ed，pp226-257，1996．
8) Catherine T et al：Wound, Ostomy, and Continence Nursing Secrets．pp369-372，Hanley & Belfus, Inc. 2003．
9) Dorothy BD：Urinary & Fecal Incontinence Nursing Management．2nd ed，pp325-383，Mosby，2000．

4 浮腫がある部位のスキンケア

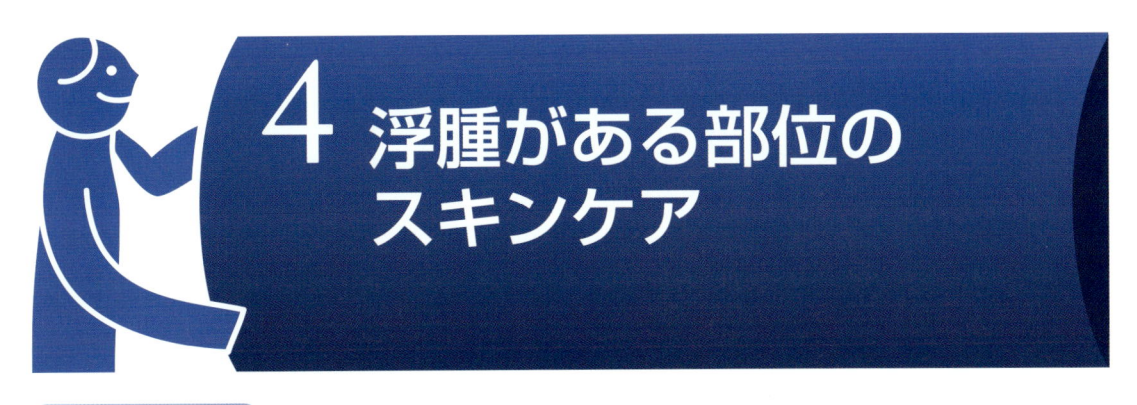

ケアのポイント

① 保護：浮腫がある部位の皮膚は皮膚の緊満，組織耐久性の低下により脆弱で損傷しやすいため，刺激から保護し，損傷を予防することが重要である．
② 清潔：皮膚のバリア機能低下により，易感染状態となっているため，皮膚の清潔保持に努めることが重要である．
③ 保湿：汗腺や脂腺の機能の低下により，乾燥しやすい状態になっているため，適度な保湿を行うことが重要である．

はじめに

身体を構成している細胞の内外は水溶液（体液）で満たされている．この体液は成人で体重の約60%で，小児は成人よりも多い．

体液は細胞外液と細胞内液に分けられ，さらに細胞外液は血漿，リンパ液，脳脊髄液などの管内液と管外液（組織間液）に分けられる．この細胞外液である組織間液が異常に増加した状態を浮腫という．臨床的には体液が3,000m*l*過剰になると，指で圧迫したときに圧迫痕が残るなどの所見が認められるようになる（顕在性浮腫）．

浮腫がある部位の皮膚は一般的に薄く，伸展しており，損傷しやすくなっている．また一度損傷した皮膚は難治性になりやすいため，皮膚を保護し損傷を予防することが重要である．

1）浮腫の分類

浮腫の発生原因は様々で，それによって全身性浮腫，局所性浮腫に分けられるが（図1），浮腫の発生原因の根底には，局所性因子があり，それに全身性因子が関与して浮腫を助長するなどの悪循環をきたすことが多い．

浮腫が出現すると倦怠感や痛みなどの苦痛，ボディイメージの変化などを伴い，QOLは低下する．浮腫はまず原因を除去をすることが重要である．しかし，栄養状態の低下が認められるが

		浮腫の発生原因	主な疾患や症状
全身性因子 腎臓の水・Naの排泄障害		1) 腎機能低下 2) アルドステロン，抗利尿ホルモンの分泌異常 3) 第3因子（近位尿細管でのNaの再吸収調節因子）の減少 4) 腎臓の血流分布異常（出血性ショックや心不全によるネフロンの血流減少）	・糸球体腎炎 ・腎不全 ・心不全 ・出血性ショック
全身性＋局所性 毛細血管から皮下への体液漏出		組織圧の低下	・加齢 ・栄養状態低下
		膠質浸透圧の低下	・ネフローゼ症候群 ・肝硬変 ・栄養失調など
局所性因子 毛細血管から皮下への体液漏出		毛細血管透過性亢進	・炎症 ・蕁麻疹 ・アレルギー
		静脈圧亢進	・慢性うっ血静脈の閉塞 ・腫瘍などによる血栓性静脈炎 ・心不全など
		リンパ流のうっ滞	・手術によるリンパ流阻止 ・リンパ節のがん転移 ・リンパ管炎

(文献7) p375より作図)

図1　浮腫の発生原因と主な疾患

ん終末期の場合には，原因を除去することが難しく，いったん浮腫が出現すると完治は困難であることが多いため，浮腫による苦痛を緩和するケアが必要となる．

(1) 全身性浮腫

　腎不全やうっ血性心不全，ネフローゼ症候群，肝硬変などの肝疾患，低アルブミン血症などによって発生する．

　心機能，腎機能の低下により，アルドステロン，抗利尿ホルモンの分泌異常をきたすために組織間隙に水が貯留し，浮腫を引き起こす．

　急性腎炎や腎不全では糸球体の濾過機能が障害され，血漿中の水，ナトリウムが濾過されないことにより，組織間隙に水が移行するために浮腫が発生する．

　心不全，特に右心不全では静脈系のうっ血を招くため，循環血液量の増加，静脈圧の上昇により浮腫を引き起こす．心臓性の浮腫では浮腫そのものが心臓の負担を増強し，心機能を低下させ，さらに浮腫が増加するという悪循環が起こる．

　ネフローゼ症候群や肝疾患などは低タンパク血症により，血漿の膠質浸透圧が低下して浮腫が

発生する.

全身性浮腫は急性に広がり，左右の差はなく，状態によって体幹部にも同じように出現する．皮膚の緊張は弱く，痛みを伴うことはほとんどない．指などで圧迫すると圧迫された部位がくぼむ圧迫痕が認められる（図2）．

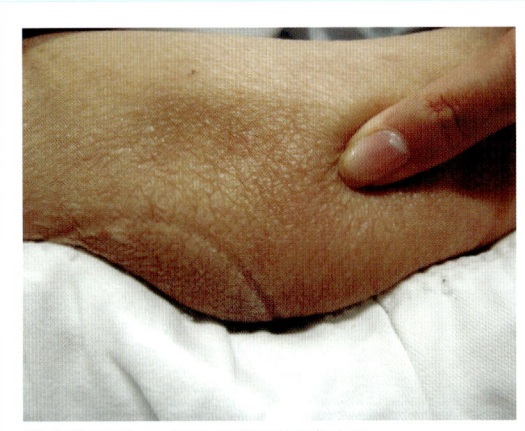

① 浮腫がある部位を指で圧迫する．　　② 指を離したときに圧迫痕が残る．

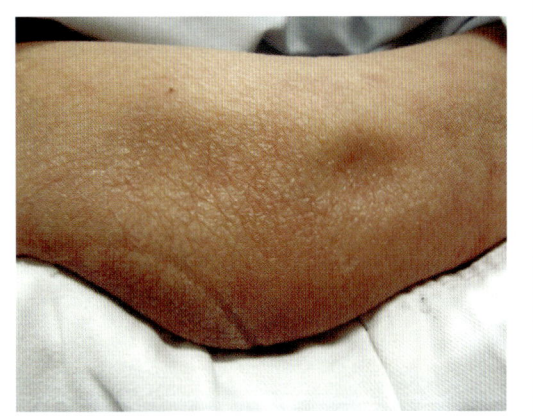

図2　圧迫痕

（2）局所性浮腫

蕁麻疹などのアレルギーや局所の炎症，静脈血栓症，がんの手術でのリンパ節切除などによって発生する．

炎症や蕁麻疹，アレルギーなどで，毛細血管壁を構成する内皮細胞が障害され，毛細血管壁の透過性が亢進し，血漿中の膠質浸透圧が低下して浮腫を引き起こす．

❶ 静脈性浮腫

静脈血栓症などが原因で起こる静脈性浮腫の場合は，急速に広がり，痛みを伴うことが特徴的である．下肢に出現することが多く，皮膚の緊張が強くて，圧迫痕が認められないことも特徴である．下肢潰瘍などを合併することもあり，色素沈着が認められることが多い．

❷ リンパ浮腫

リンパ浮腫は，がんの手術でのリンパ節切除以外に，先天的なリンパ管の発育不全や放射線治療，外傷，感染など後天的リンパ管損傷などによって発生する浮腫で，一般的には四肢の1つまたは複数に発生し（左右差が認められることがある），その近くの体幹に及ぶこともある（図3）．子宮頸がんに対する広汎性子宮全摘術後や放射線照射後の女性患者の約40％にリンパ浮腫が発生するという報告がある．このリンパ浮腫は長い時間をかけて，徐々に広がる．初期には軽度で，指で圧迫すると圧迫痕が残り，他の浮腫との見分けが困難であるが，進行すると皮下組織の線維化や脂肪増生によって皮膚が硬くなり，圧迫痕は残らなくなる．このように線維化が進むと，患肢を挙上しておいても浮腫が軽減しないようになる（表1）．慢性のリンパ浮腫では皮膚は乾燥し，損傷しやすくなる．患肢に外傷を受けると，その部分からリンパ液が漏れ出すリンパ漏が

起こることがある．リンパ漏は悪化すると難治性の皮膚潰瘍を形成することがあり，蜂窩織炎の原因となる（p53, 54参照）．

　リンパ浮腫を放置した場合，象皮症と呼ばれる状態に至ることがある．だるさや重たさを訴える患者は多い．蜂窩織炎を合併しているとき以外に，強い痛みを訴えることはあまりない．リンパ浮腫に対しては医療徒手リンパドレナージ（マッサージ）法や圧迫療法，運動療法などを複合的に行う保存的治療が適応ケースに行われる．

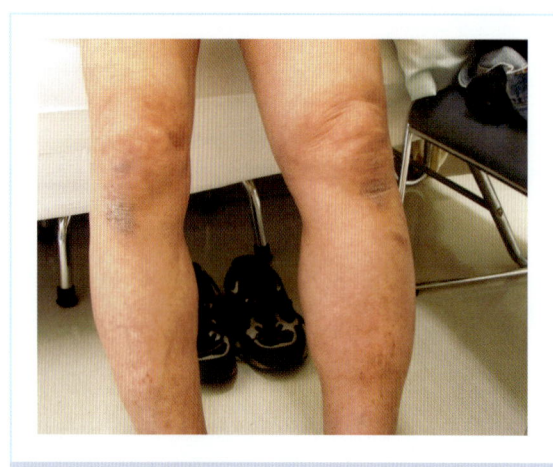

直腸がん術後，局所再発が認められ，化学療法中の患者．
　下肢にリンパ浮腫が認められる（左右差があり，右下肢の浮腫が著しい）．患者自身で市販の軟膏による皮膚の保湿ケアを行っており，乾燥傾向ではあるが皮膚の角化はない．

図3　リンパ浮腫

■ 表1　リンパ浮腫の臨床分類（International Society of Lymphology）

重症度1	線維化が全くないあるいはごく少量，すなわち圧迫でくぼむ浮腫で，下肢挙上により軽減する
重症度2	臨床的に組織の線維化を認める，すなわち圧迫によりくぼまない浮腫で下肢を挙上しても軽減しない
重症度3	重症度2に象皮症（様）変化を伴う

（文献3）p43より）

2）浮腫がある皮膚の特徴

(1) 菲　薄

　組織間隙へ血漿中の水分が漏出することによって皮膚が緊満した状態となる．また血流障害，低栄養，皮膚温低下などによる皮膚組織耐久性の低下が起こるため，非常に菲薄で損傷しやすい状態である（図4）．

2) 浮腫がある皮膚の特徴

図4　皮膚の菲薄

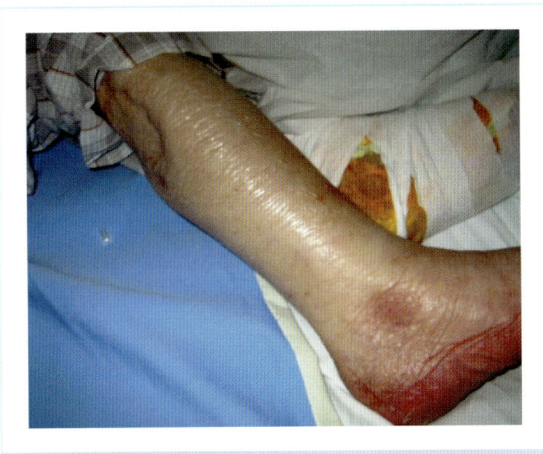

90歳代，心不全で両下肢に浮腫を認めた患者．
右下腿の皮膚は緊満状態で，非常に菲薄で光沢がある．左下肢は蜂窩織炎を合併しており，リバノールガーゼと油脂で被覆し，包帯で固定している．

(2) 乾　燥

汗腺や脂腺の機能の低下に伴う皮膚組織耐久性の低下により，皮膚の保湿機能，水分保持機能などが低下する．これにより皮膚は乾燥傾向となる（図5）．

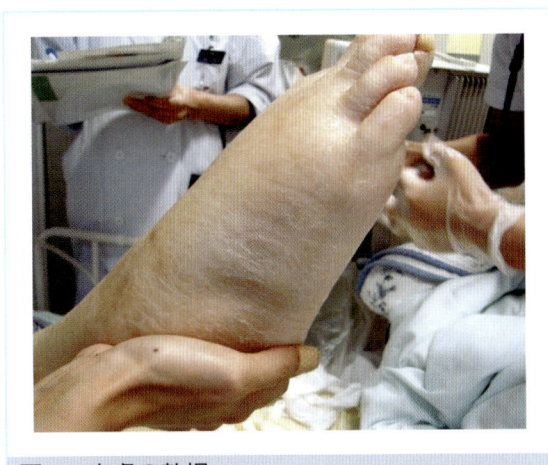

図5　皮膚の乾燥

がん終末期，低栄養状態にある患者．足背の浮腫．
低栄養状態の場合，組織圧の低い足背などに体液の漏出による浮腫が出現しやすい．皮膚が乾燥し，摩擦による皮膚損傷を起こしやすい状態であるため，保湿クリームを塗布し，乾燥を防ぐようにする．また摩擦刺激をできるだけ予防するため，身体を移動する際や体位変換時は寝具などに擦れないよう配慮する．

(3) 易感染性

皮膚組織耐久性の低下により，皮膚のバリア機能が低下する．これにより皮膚は感染を起こしやすい状態となる．そのため浮腫がある部位に外傷を受けるとリンパ液が漏出するだけではなく，感染や炎症が続発しやすい．

以上のような特徴を踏まえ，浮腫がある部位の皮膚は，① 物理的刺激から保護する，② 保湿や清潔で低下している皮膚の機能を補う必要がある．

3) スキンケアの方法

(1) 皮膚の保護

これまでに述べてきたように，浮腫がある部位の皮膚は脆弱で，損傷すると難治性となることがあるため，物理的刺激を予防し，皮膚の損傷を予防することが重要である．

❶ 掻破による損傷を防ぐ

浮腫がある部位の皮膚は原疾患に関連したかゆみ（図6）や皮膚の乾燥によるかゆみを伴うことがある．患者は意識的，無意識的に皮膚を掻破し，その部分から感染を起こしてしまうことがあるので，かゆみを抑え，皮膚の掻破を防ぐ必要がある．かゆみの原因に対する薬剤の使用（表2）や，かゆみを誘発する皮膚の乾燥を防ぐケアを実施する（保湿の項 p51 参照）．

また，夏場の虫さされや日焼けなどもかゆみや皮膚の炎症を誘発することがあるため，外出する場合には防虫スプレーや日焼け止めクリームの使用や携帯を指導する．

以上のケアや指導を実施するのと同時に患者が皮膚を掻いたときの損傷を防ぐため，爪は短く整えておくようにすることが必要である．

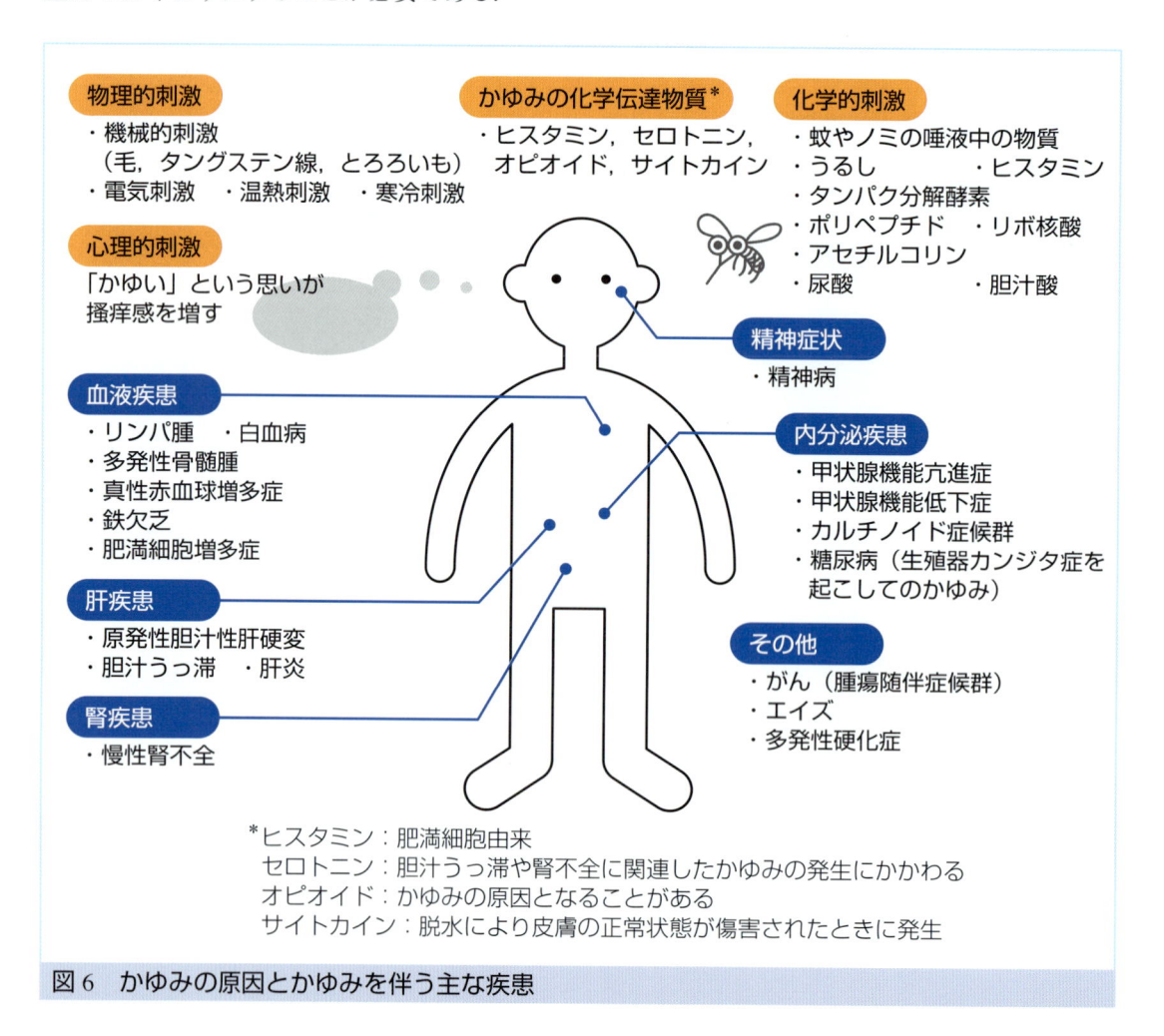

物理的刺激
・機械的刺激（毛，タングステン線，とろろいも）
・電気刺激　・温熱刺激　・寒冷刺激

心理的刺激
「かゆい」という思いが掻痒感を増す

かゆみの化学伝達物質*
・ヒスタミン，セロトニン，オピオイド，サイトカイン

化学的刺激
・蚊やノミの唾液中の物質
・うるし　　・ヒスタミン
・タンパク分解酵素
・ポリペプチド　・リボ核酸
・アセチルコリン
・尿酸　　　・胆汁酸

精神症状
・精神病

血液疾患
・リンパ腫　・白血病
・多発性骨髄腫
・真性赤血球増多症
・鉄欠乏
・肥満細胞増多症

内分泌疾患
・甲状腺機能亢進症
・甲状腺機能低下症
・カルチノイド症候群
・糖尿病（生殖器カンジタ症を起こしてのかゆみ）

肝疾患
・原発性胆汁性肝硬変
・胆汁うっ滞　・肝炎

その他
・がん（腫瘍随伴症候群）
・エイズ
・多発性硬化症

腎疾患
・慢性腎不全

*ヒスタミン：肥満細胞由来
　セロトニン：胆汁うっ滞や腎不全に関連したかゆみの発生にかかわる
　オピオイド：かゆみの原因となることがある
　サイトカイン：脱水により皮膚の正常状態が傷害されたときに発生

図6　かゆみの原因とかゆみを伴う主な疾患

3）スキンケアの方法

■ 表2　搔痒時の治療薬

局所療法 （医療用外用剤）	〈止痒目的〉 ステロイド外用剤 抗ヒスタミン外用剤 非ステロイド系消炎外用剤	〈保湿目的〉 尿素軟膏 ヘパリン類似物質軟膏
全身療法	抗ヒスタミン剤 抗アレルギー剤 マイナートランキライザー	

（文献6）p115より）

❷ 医療行為による損傷を防ぐ

限局性の浮腫であれば，採血や注射，血圧測定などの医療行為の実施は患肢を避けるようにした方がよい．全身性の浮腫の場合でも，採血や注射は必要最低限し，何度も針を刺さないような配慮が必要である．採血など実施後や，点滴用留置針の固定，創傷ケアの際に使用するテープやドレッシング材は低刺激性のものや皮膚に固着しないものを選択し（図7），剥離には粘着剥離剤を用いるなど愛護的に行うようにする（図8）．

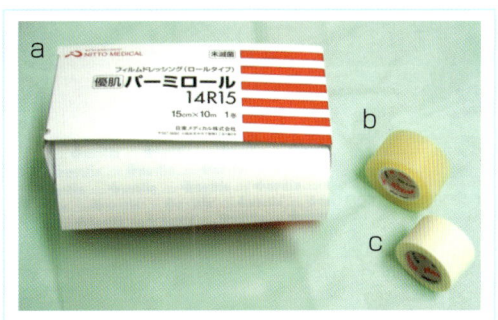

a. パーミロール®
　（ポリウレタンフィルムドレッシング材）
b. 優肌絆プラスチック®
c. 優肌絆不織布®（いずれも日東メディカル）

図7　当院で使用している低刺激性テープ

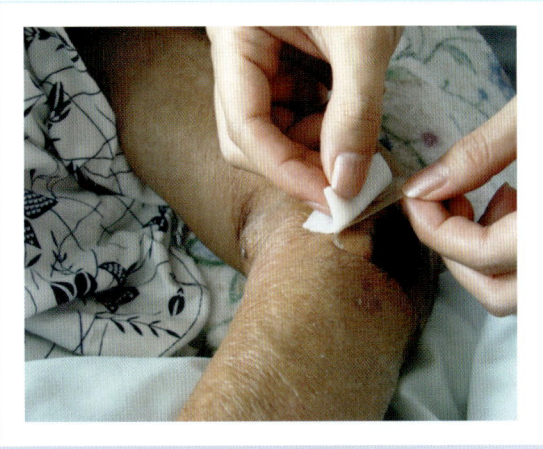

慢性腎不全，胃がん終末期の患者．
　他院で透析後の止血用テープで皮膚損傷していた部位にカラヤヘッシブ貼用後7日目．カラヤヘッシブの血液吸収部分は黒くなっている．浮腫があり皮膚が脆弱であるため，粘着剥離剤を用い，皮膚を押さえながら剥がした．

図8　粘着剥離剤を用いた剥離

❸ 圧迫による損傷を防ぐ

同一体位では重力で下になる部位に浮腫が強くなり，褥瘡が発生しやすいので，体位変換を行うことが必要である．

また，患者確認するためのリストバンドや留置中のチューブ類が身体に触れてしまう場合なども圧迫の原因となってしまうことがあるので，注意する必要がある（図9）．

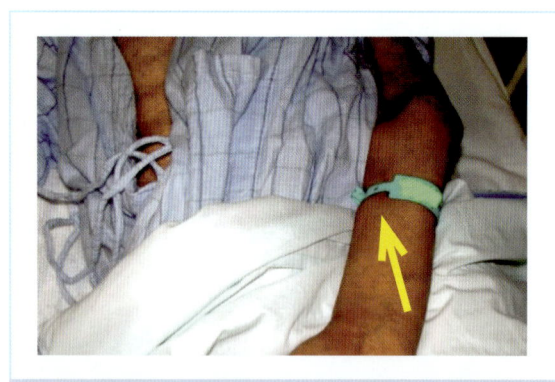

脳血管疾患，意識レベルJCS200，左半身麻痺の患者．
患側上肢に循環障害に関連した浮腫がある．リストバンドが皮膚を圧迫し，発赤が認められた（矢印先端部）．リストバンドを上肢から外し，患肢の他動運動を取り入れ，循環を促すようにした．

図9　圧迫による損傷

❹ 摩擦やずれによる損傷を防ぐ

皮膚組織耐久性が低下し，脆弱であるため，ギャッチアップ時の身体のずり落ちによるずれや摩擦は特に皮膚組織への負担が大きいので，ずり落ちないよう，姿勢を整える必要がある．

清潔ケアの際も使用するタオルなどは摩擦が少ない素材のものを使用し，強く擦らないよう注意する．

その他寝衣や，リネン類のしわを伸ばす際も，皮膚に摩擦が加わることがある．身体を側臥位にして，皮膚が擦れないように注意して整えるようにする．

❺ 皮膚の浸軟を防ぐ

一般的に浮腫がある皮膚は乾燥傾向である．しかし，皮膚が重なり合う部分（指の間，会陰部，殿裂部，そけい部など）は皮膚が密着し，発汗や排泄物，リンパ漏などの接触によって浸軟しやすい．浸軟した皮膚はバリア機能が低下し，皮膚障害を引き起こす．

浸軟による皮膚障害を予防するためには，皮膚の清潔を保ち，水分の過剰な接触から保護する作用をもつ撥水性軟膏やクリームを塗布する．また皮膚同士が密着する部分は必要に応じて不織布をはさむなど，密着させないようにする．

（2）皮膚の清潔

前述のように浮腫がある皮膚はバリア機能が低下しており，感染を起こしやすい状態となっている．いったん感染を起こし，蜂窩織炎やリンパ管炎などを合併すると，局所は疼痛を伴い，全身に影響し，発熱などで体力を消耗することになるため，皮膚を清潔に保ち，感染を予防することは非常に重要である．特に陰部など分泌物が多い部位や，リンパ漏を起こしている部位は分泌物を付着させたままにせず，洗浄し，清潔保持に努めることが重要である．

洗浄の際は十分に泡立てた洗浄剤で愛護的に行うようにする（図10）．また，洗浄時は使用する湯の温度や洗浄剤成分の残存に注意する．

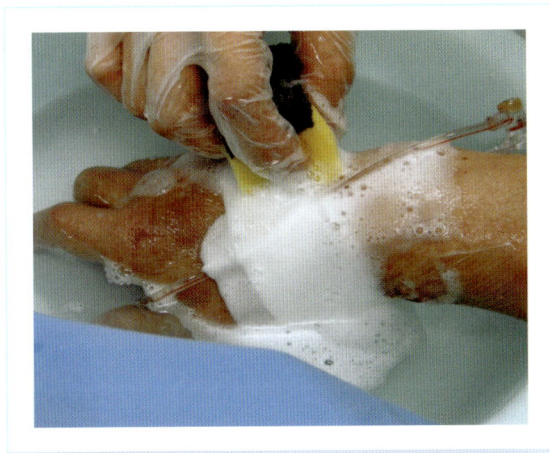

図10　皮膚の洗浄

化膿性頸椎炎術後，ICUで全身管理中の患者．頸椎炎により毛細血管の透過性が亢進したためと考えられる浮腫が，両上肢に認められた．
　ポリウレタンフィルムドレッシング材で被覆した動脈留置針周囲皮膚の洗浄．
　当院では，細かな部分の洗浄の際，目が細かく摩擦刺激が少ないスポンジを使用することがある．留置針刺入部付近の洗浄は，医師と相談のうえ，抜去に注意しながら行っている．

(3) 保　湿

腎不全や肝硬変などの肝疾患による浮腫では，皮膚が乾燥傾向にある．特にリンパ浮腫は進行すると皮膚の乾燥乾燥から角化が認められることがある．皮膚の乾燥はかゆみを誘発し，掻破による皮膚の損傷を起こしやすいので，保湿に努める必要がある．

局所的には皮膚の保湿を目的とする外用剤（表3）を医師に処方してもらい塗布する．また，尿素やセラミド含有のクリームも市販されているので，患者や介護する家族が使用しやすいものを利用する．筆者は入浴介助後や清拭後に保湿用のローションやクリームを使用している（図11）．

また，皮脂の喪失や掻痒を誘発するので入浴時に熱い湯を使用することや長湯は避けるよう指導し，必要に応じて弱酸性など低刺激の洗浄剤を選択する．保湿剤を含む入浴剤の使用も効果がある．

その他，皮膚の乾燥を予防するために室温を管理し，湿度を40%以下にしないようにする（必要に応じて加湿器を使用）など，居室環境を調整する．

■ 表3　皮膚保護・保湿剤

・白色ワセリン
・ビタミン含有軟膏（ユベラ®，ザーネ®など）
・尿素軟膏（ウレパール®，パスタロン®，ケラチナミン®など）
・ヘパリン類似物質軟膏（ヒルドイド®など）

※ザーネ®，ウレパール®，ケラチナミン®などは皮膚角化治療にも使用される

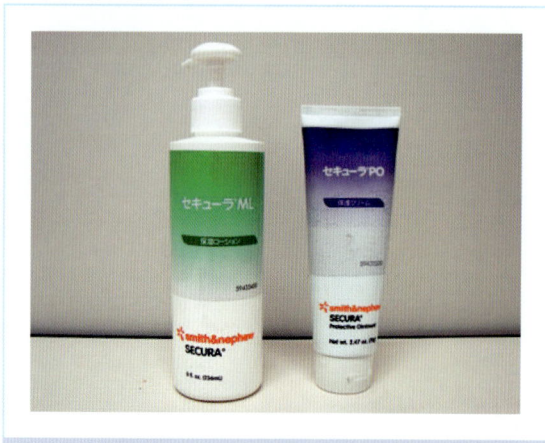

左）セキュラ®ML：ローションタイプは伸びがよく，全身に塗布しやすい．
右）セキュラ®PO：油性成分のワセリンを含有しており，撥水性がある．

（スミス・アンド・ネフューウンドマネジメント）

図11　保湿用ローション，クリーム

（4）循環の促進

部分的浮腫の場合には，クッションなどを用いて患側を挙上する．浮腫が全身に及ぶ場合には，同一体位でいると下になる部分の浮腫が増強し，褥瘡の原因ともなるため，適宜体位変換を行う．

リンパ浮腫の場合には医療徒手リンパドレナージやハドマー®（空気圧で膨張するスリーブで，圧迫と開放を繰り返す波動型マッサージ器）を用いることで，血流やリンパ還流促進につながる．ただし，蜂窩織炎など急性炎症の時期や静脈血栓症，心不全がある場合は行ってはならない．

また，浮腫をきたしている皮膚は血行が障害されているため，保温によって皮膚血管を拡張させて循環をよくすることで，組織間液の還流が促進される．また，保温は皮膚血管を拡張すると同時に腎内血管も拡張するため，利尿を促すことにもなる．低温やけどには十分注意しながら，温罨法を実施したり，保温効果がある衣類や寝具を着用して浮腫軽減を図る．

4) リンパ浮腫のケア

前述したようにリンパ浮腫は他のタイプの浮腫とは異なり，皮膚と皮下組織に変化を引き起こし，重苦しさや不快感を伴うので，できるかぎり悪化を予防することが重要である．

リンパ浮腫，あるいはその予防に対して，リンパ還流を促進する保存的療法として医療徒手リンパドレナージ，弾性包帯や弾性圧迫衣などによる圧迫療法，排液効果を促す運動療法などを複合的に行う（蜂窩織炎やリンパ管炎などの急性炎症時期は除外する）複合的理学療法を行うことがある．適応と禁忌があるので，医師の診察後，指示のもとに行う．最近では専門のクリニックもある．

慢性のリンパ浮腫では皮膚の角化が進み，ひび割れなど，皮膚の損傷から感染を合併しやすくなる．感染は浮腫がより悪化し，患者の全身状態に影響を及ぼす可能性がある．

(1) リンパ浮腫の皮膚のケア

　リンパ浮腫は皮膚の線維化をできる限り予防することが重要である．そのためにはスキンケアのみではなく，リンパ還流を促進する圧迫療法や運動療法も併せて複合的に行うことが必要である．これらの具体的方法については，専門書を参考にしていただきたい．今回はスキンケア方法についてのみ述べる．

　皮膚の清潔と潤いを保ち，外的刺激を防ぐことによって，感染を予防することがスキンケアの目標である．物理的刺激の予防や清潔保全，保湿についてはこれまでに述べてきたとおりである．合併症を予防するために，必要に応じて皮膚軟化剤を使用し角化を予防することが重要である．

　また，菲薄で脆弱な皮膚の場合には，弾性圧迫衣の脱着時の歪力で皮膚が損傷することがあるため，弾性圧迫衣の脱着は注意して行う．あるいは軽い弾性包帯のみにする．

(2) リンパ浮腫の合併症

❶ 蜂窩織炎

　細菌感染が原因である．患肢に赤い斑点や広範囲の発赤がみられ，痛みを伴うことが多い（図12）．血液データ上，白血球の増加，CRP高値を認め，38℃以上の高熱が出る．

　対処方法はリンパドレナージや圧迫療法などそれまで行っていた患肢の治療の中止，抗生物質の全身投与とクーリング，患肢の安静である．当院では抗生物質の全身投与と合わせて，局所の消炎鎮痛を図る目的で，リバノールガーゼ（アクリノール液に浸したガーゼ）の貼付を行っている．この場合，ガーゼが皮膚に固着してしまうと剥離時に皮膚を損傷することがあるので，剥離時にはガーゼを湿らせながら剥がすなど，愛護的なケアが必要である．また，アクリノール液による接触性皮膚炎を引き起こすことがあるので，注意する必要がある．

　蜂窩織炎の原因はほとんどが細菌感染であるが，発症のきっかけとして，温泉やプールに入った後や，強い力でのマッサージを受けた後，波動型マッサージ器を長時間使用した後という場合がある．患者にはきっかけとなったことを繰り返し行わないよう指導することも必要である．

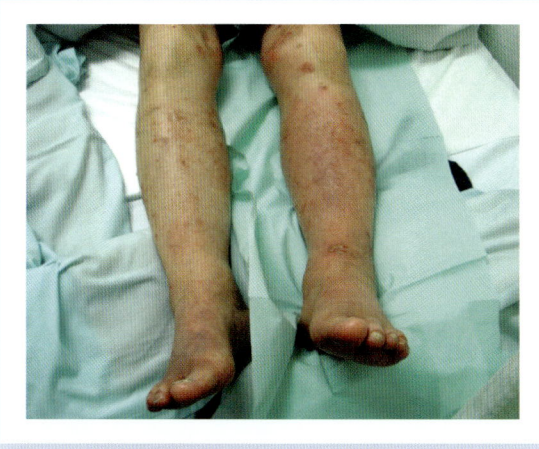

80歳代，右下腿蜂窩織炎の患者．
　1カ月前から両下肢に浮腫が出現していたが，疼痛のため救急外来を受診したところ，腫脹，発赤を認め，蜂窩織炎と診断された．数日前に温泉に出かけており，受診の数時間前に，マッサージを行ったというエピソードがあった．

図12　蜂窩織炎

❷ リンパ漏

　患肢の外傷後などに起こるリンパ漏は，リンパ液の漏出が数日にわたって続く場合もある（図13）．リンパ液が皮膚に接触した状態のままにしておくと，皮膚が浸軟し，感染が起こりやすくなる．皮膚が損傷してリンパ漏が起こった場合には，吸水性の高いドレッシング材での被覆と，リンパ漏を防ぐ，あるいは悪化を最小限にする目的で，消失するまで包帯で軽く圧迫することが必要となる．

　ドレッシング材の選択において，筆者は剝離時に新たな損傷をつくらないよう，皮膚に固着しないものを選択している．ドレッシング材の固定もテープではなく包帯を選択する．テープで固定する場合には，低刺激性のテープを選択する，あるいは剝離刺激や粘着刺激を緩和するために，ノンアルコールで皮膚刺激性の少ない皮膚被膜剤（図14）を塗布してから貼付する．また，テープは皮膚に張力をかけないように貼付する．

　リンパ漏の範囲が広く，多量の場合に，紙おむつで覆うことがある．この場合，紙おむつが皮膚に固着すると，剝離時に皮膚を損傷してしまうことがあるので，皮膚に固着しないガーゼ（図15）で被覆してから，紙おむつを用いる．

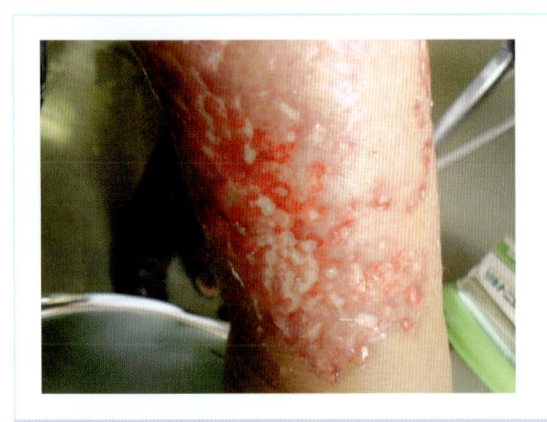

直腸がんの骨盤内再発患者．
下肢リンパ浮腫の状態から感染，リンパ漏を合併した．

（写真提供：片岡　薫氏）

図13　リンパ漏

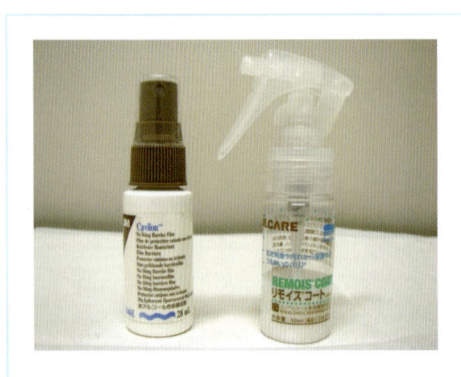

左）キャビロン®スプレー（スリーエムヘルスケア）
右）リモイス®コート（アルケア）

図14　ノンアルコールで皮膚刺激性の少ない皮膚被膜剤

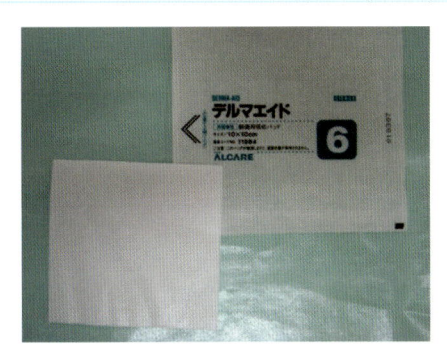

デルマエイド®（アルケア）
　両面に非固着性フィルムがある．高吸収性である．

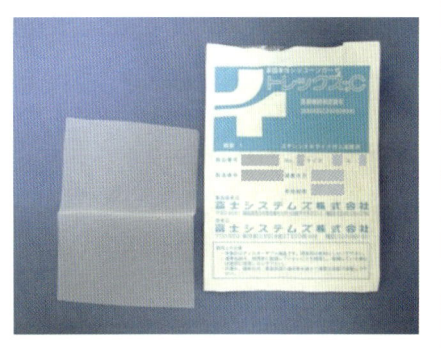

トレックス®（富士システムズ）
　シリコンコーティングされている．

図 15　非固着性ガーゼ

5）がん終末期患者の浮腫のケア

　がん終末期患者の場合，浮腫の原因も単独ではなく，様々な因子が関与していることが多い．例えば栄養状態の低下や腎機能，肝機能の低下など全身状態の低下に加え，呼吸困難や疼痛によって体動もほとんどせずに同一体位を取り続けることがあるため，循環障害やリンパ還流障害を避けることが困難である．したがって浮腫の改善は困難で，ケアの目標も治療ではなく，浮腫による不快感の緩和が優先目標となる場合がある．

　リンパ浮腫で行われる圧迫療法はしめつけ感が強く，拒否されることも多い．そのような場合は無理に行わず，患者に治療目的ではなく，心地よさを提供することを目的としたマッサージを行う程度に止める．

　上下肢，指などを可能な範囲で他動的に動かすことで，同一体位による全身の倦怠感が緩和でき，浮腫の部位の腫脹感や不快感が緩和するので，ケアに取り入れるとよい．循環促進を兼ねた手浴や足浴，皮膚の乾燥予防のための保湿ローションやクリームの塗布は，倦怠感や腫脹感のある部位に心地よさを感じてもらえるケアのひとつである．患者に苦痛を与えない範囲で実施する．

　また，皮膚が緊満し，菲薄で非常に脆弱であるため，皮膚損傷を起こした場合には，皮膚に固着しないドレッシング材の選択や固定方法の工夫（p53，54 参照）が必要である．

おわりに

　浮腫がある部位の皮膚は非常に脆弱で損傷しやすい．一度損傷すると低栄養やその他の全身疾

患を合併してことが多いため，治癒困難となることがある．浮腫を引き起こす原疾患や病態の治療により浮腫を改善させることが望ましいが，がん終末期のケースなどでは浮腫の改善が困難な場合もある．

したがって清潔保持や保湿ケアで皮膚の組織耐久性を維持・促進し，物理的刺激を回避するなど皮膚の損傷を予防するケアが非常に重要である．

Q&A

Q：リンパ浮腫でリンパ漏があるが，皮膚に固着しないドレッシング材やガーゼが施設にない場合のケア方法は？

A：ゲンタシン®軟膏やアズノール®軟膏など油性軟膏を使用すると，ガーゼが皮膚に固着しにくい．

（新島早苗）

■ 文献
1) 武田文和 監訳：がん患者の症状マネジメント．pp337-401, 医学書院, 2003.
2) 加藤逸夫 監修：リンパ浮腫治療のセルフケア．pp150-159, 文光堂, 2006.
3) 季羽倭文子・他 監訳：リンパ浮腫 適切なケアの知識と技術．pp13-55, 中央法規出版, 2003.
4) 佐藤佳代子 編：リンパ浮腫の治療とケア．pp16-26, 医学書院, 2005.
5) 松原康美・他：がん患者の創傷管理 症状緩和ケアの実践．pp108-115, 照林社, 2007.
6) 日本看護協会認定看護師制度委員会 編著：スキンケアガイダンス．pp113-117,148-151, 日本看護協会出版会, 2002.
7) 高木永子 監修：看護過程に沿った対症看護 病態生理と看護のポイント．pp370-384, 学習研究社, 1985.

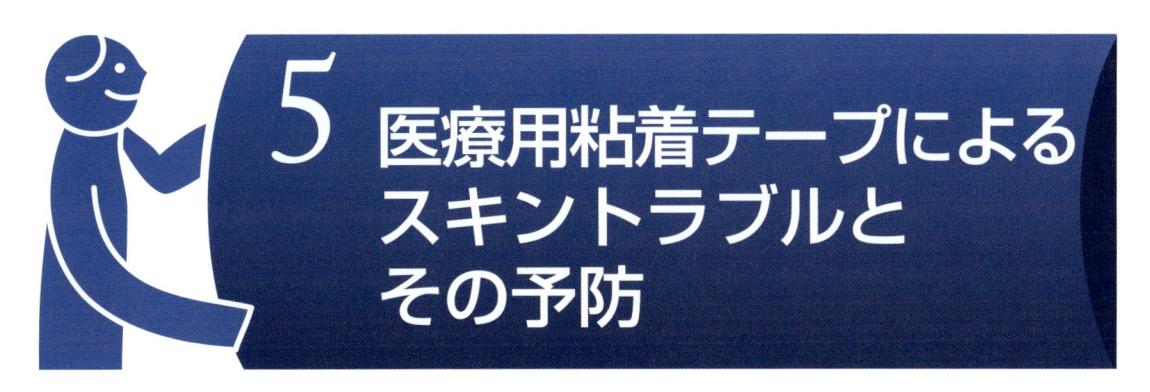

5 医療用粘着テープによるスキントラブルとその予防

> **ケアのポイント**
> ① 医療用粘着テープは必要なところに最小範囲に使用する.
> ② 医療用粘着テープの種類と特徴を理解し,用途に合わせたテープを選択する.
> ③ 予防的なスキンケアを行いながら使用する.

はじめに

　病院施設のなかには驚くほどの種類の絆創膏があり,無造作に散在している.そして使用時にはあまり深く考えられることもなく,手近にあるものを適当に使用していることが多いものである.その適当に使ったことが原因でスキントラブルを招くことがある.こうしたスキントラブルは,テープを貼る必要が生じた理由の創やドレーン管理が注目され,軽く考えられる傾向があるが,ヒリヒリとしてとても痛いものである.患者はこれを「まるで因幡の白ウサギのようだ」と表現することがある.

　創部のガーゼを固定,各種カテーテルの固定など頻繁に使用されるものだからこそ,その特徴を把握し正しく使用し,医療用粘着テープによるスキントラブルを予防したい.

1) 医療用粘着テープと皮膚への影響

(1) 医療用粘着テープとは

　医療用粘着テープとは,ガーゼなどのドレッシング材を固定するために,医療用に開発された粘着テープである.粘着テープとは粘着剤を紙やビニールなどに塗布したテープである.

　一般的には「絆創膏」と表現されるが,広義の意味は絆創膏,救急絆,サージカルテープ(ドレッシング材や医薬品,衛生材料を固定するもの),治療用医薬品(ニトログリセリン放出制御型製剤,消炎鎮痛剤,ステロイドテープなど),ストーマ装具,各種検査機器のセンサー固定用のテープ,スポーツ用の粘着テープなども含む.絆創膏とは日本薬局方でその組成が定められている.その組成には該当しない「サージカルテープ」がいつしか「絆創膏」と同義語として用いられている.

ここではドレッシング材などを固定するものを医療用粘着テープ（以下，テープ）として解説する．

（2）医療用粘着テープの構造と種類

❶ 構　造

テープは支持体（基材），粘着剤，剥離紙から構成されている（図1）．

支持体の種類により，製品の区別がなされる．種類として伸縮布，不織布，紙やポリエチレン，塩化ビニールなどが使用されている．

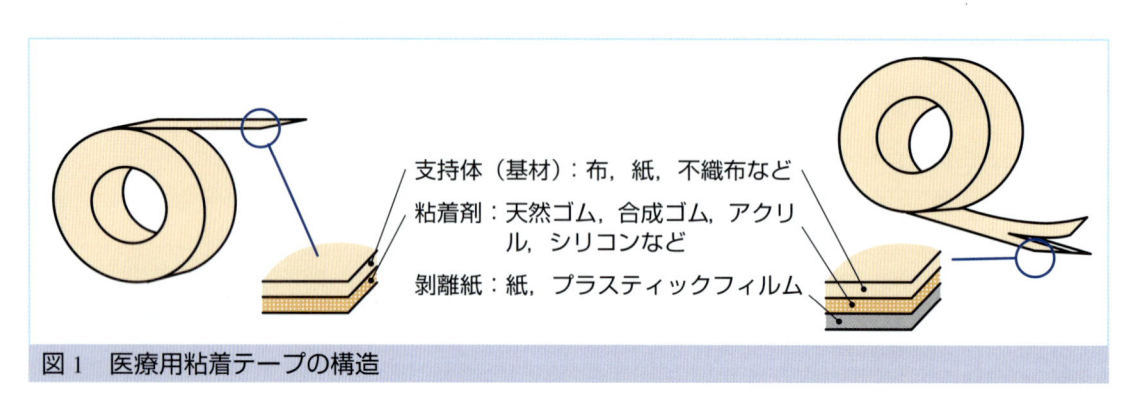

図1　医療用粘着テープの構造

支持体（基材）：布，紙，不織布など
粘着剤：天然ゴム，合成ゴム，アクリル，シリコンなど
剥離紙：紙，プラスチックフィルム

粘着剤は固体と液体の中間の性質をもち，皮膚に貼り付く重要な部分であり，天然ゴム，合成ゴム，アクリル，シリコンなどの種類がある．粘着剤には粘着力・初期粘着力，保持力という物性がある（図2）．形態により剥離紙はないものもある．

支持体や粘着剤の種類により，粘着性，通気性，伸縮性が異なるため，貼付部位や期間，使用目的などを考慮した選択が必要である（表1）．

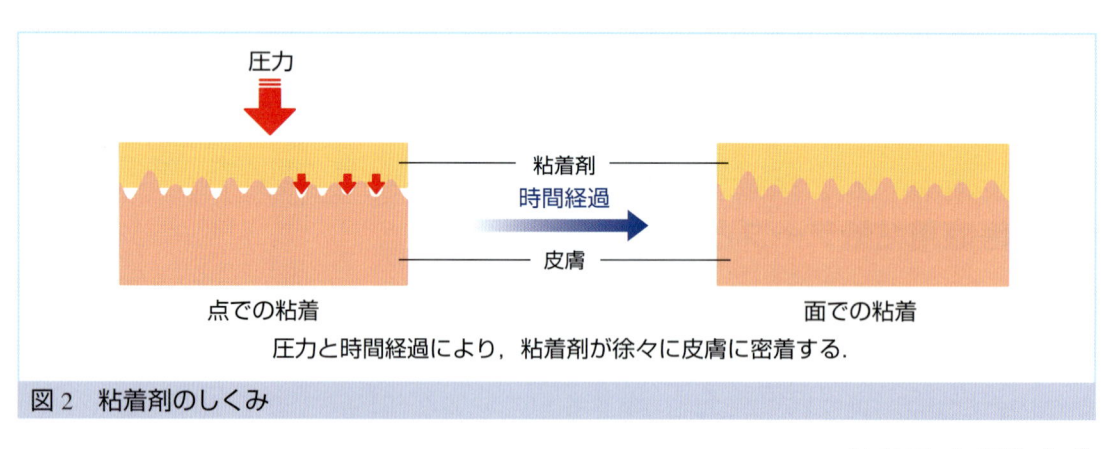

図2　粘着剤のしくみ

圧力／粘着剤／時間経過／皮膚／点での粘着／面での粘着
圧力と時間経過により，粘着剤が徐々に皮膚に密着する．

（文献6）を参考に作成）

■ 表1　医療用粘着テープ一覧（分類ごとに各社1製品のみ掲載）

	粘着剤	基材	製品名（メーカー）
サージカルテープ	ゴム	日局絆	ニチバン（ニチバン）
	アクリル	紙	メディカルバン300（JMS），ダーミケア紙（J&J），紙バン（ニチバン），キノエイド紙ばん（日東メディカル），トラバン（竹虎）
		不織布	シルキーライト（アルケア），メディカルバン700（JMS），マイクロポア（3M），トーユーバン（竹虎），サージカルテープ21N（ニチバン），キノエイドフレックス（日東メディカル）
		布	ダーミセル（J&J），デュラポア（3M），キープシルク（ニチバン），パテンバン（竹虎）
		プラスティック	プラポア（アルケア），メディカルバン200（JMS），ダーミクリア紙（J&J），ブレンダーム（3M），キープポア（ニチバン），キノエイドプラスティック（日東メディカル），アルポリン（竹虎）
低刺激テープ	アクリル	不織布	メディカルバン900（JMS），ジェントルフィックス（3M）
		布	ダーミフォーム（J&J）
		プラスティック	メディカルバン200（JMS），スキナゲート（ニチバン）
	ゲル	不織布	優肌絆不織布（日東メディカル）
		プラスティック	優肌絆プラスティック（日東メディカル）
粘着性弾力包帯	ゴム	伸縮布	シルキーテックス（アルケア），マルチポア（3M）
		伸縮布（強弾性）	エラテックス（アルケア），エラスチコン（J&J），ブレーブン（竹虎），キノプレス（日東メディカル）
		伸縮自着	コーバン（3M），セラオビ（ニチバン），キノセルフ（日東メディカル）
	アクリル	不織布	シルキーポア（アルケア），メディポア（3M），パックバン（竹虎），カイロフィックス（ニチバン），キノホワイト（日東メディカル）
		伸縮布	エラテックスS（アルケア），ワーデル（竹虎），エラストポア（ニチバン），キノソフト（日東メディカル）
		プラスティック	デルマポア（アルケア）

（文献1）より）

❷ 種　類

a. 支持体による違い

透湿性（通気性）のあるタイプ：伸縮布，不織布，紙など

穴を開けて透湿性を確保しているタイプ：プラスティック

粘着力の強さ：伸縮布，不織布＞紙

関節など屈曲進展部位には伸縮性のある伸縮布や不織布を選ぶ．

b. 粘着剤による違い（図3）

　天然ゴム系，合成ゴム系：ゴム自体の粘着力は弱いため，粘着付与樹脂，軟化剤，老化防止剤などの添加物を多く含む．ラテックスアレルギーには注意を要する．吸湿性がないため，貼付部位に浸軟が認められることもある．

図3 テープの種類と特性

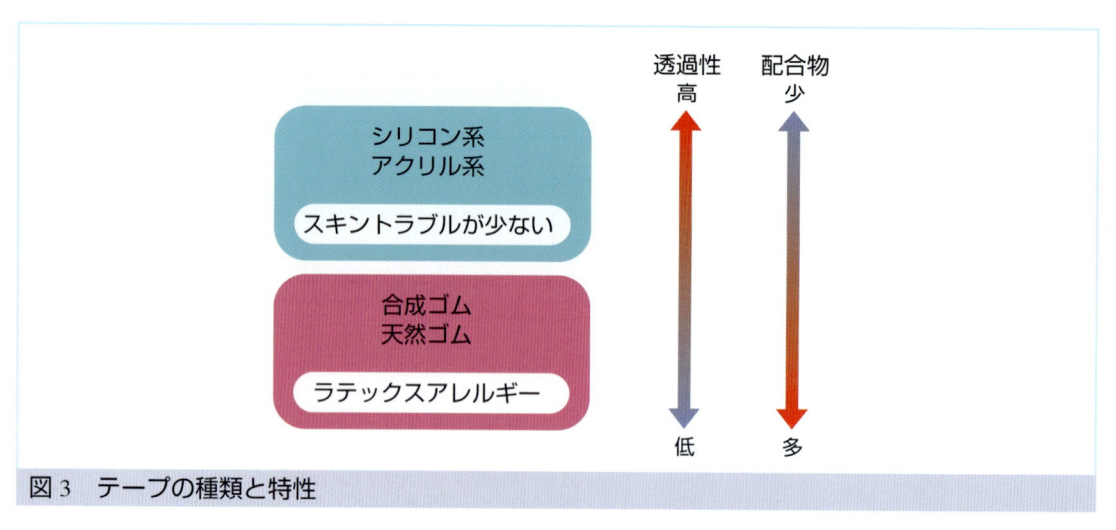

（文献6）より）

アクリル系，シリコン系：素材自体に粘着力があるため，添加物が少ないとされている．またラテックスアレルギーへの心配はない．一定の透湿性がある．

粘着剤ポリマーをゲル状にすることで，初期粘着力が高く，角質剝離量が少なくなる．この製法を取り入れている製品は「低刺激性」と表現されていることが多い．

粘着剤ポリマーがゲル状より硬い場合には初期粘着力は低く，粘着性が徐々に上がり，角質剝離量が多いとされている．

（3）医療用粘着テープが皮膚に与える影響

皮膚からは1日500m*l* 以上の水分が汗腺から不感蒸泄として，放出される．また，皮膚表面は皮脂や角質層からの分解物質で酸外套と呼ばれるバリアに覆われ，物理的な刺激，細菌の繁殖を抑え，化学物質の侵入も防いでいる．

テープで覆われている皮膚はocclusive（閉塞）環境下にあるといえる．その環境では生理的な現象が維持されにくい．皮膚にどのような影響があるのかについて記す（図4）．

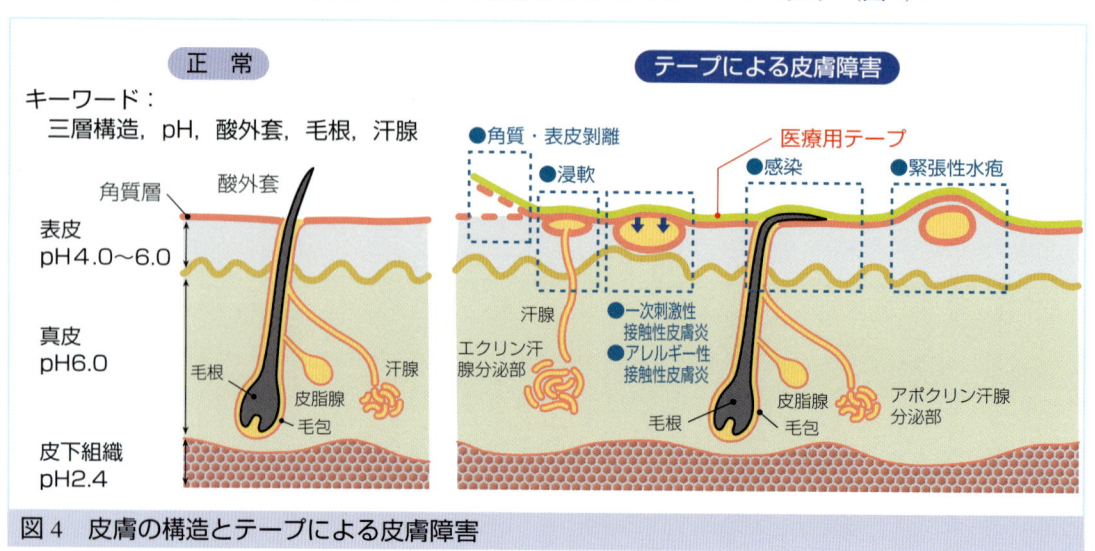

図4 皮膚の構造とテープによる皮膚障害

〈閉塞環境下における皮膚の反応〉

a. 皮膚の浸軟
　皮膚からの水分の蒸散が抑制され，皮膚に含まれる水分が増加した状態．浸軟により表皮細胞の結合力の低下を招く．

b. 透過性の亢進
　表皮細胞の結合力の低下により，通常は皮膚を通過しない粘着剤成分などの化学物質が容易に皮膚内に進入する．

c. 皮膚細菌叢の変化
　皮膚表面の細菌が数倍に増殖する．

d. 皮膚pHの変化
　皮膚表面のpH5.0に維持されている酸外套が破壊され，アルカリ化し細菌感染の機会が増える．

e. 皮膚温度の変化
　皮膚表面の生理的範囲を超えた皮膚温の上昇をもたらす．皮膚温の上昇は皮膚の治癒機転に効を奏する場合もある反面，刺激物質が体内を循環する機転を促進する．

2）医療用粘着テープによる皮膚障害

　医療用粘着テープによる皮膚障害は，一般的には「かぶれ」とまとめて表現されるが，正確には種類がある．皮膚の浸軟により引き起こされる物理的刺激や化学的刺激を要因として，表皮剥離，緊張性水疱，接触性皮膚炎，毛嚢炎などがある（表2）．

■ 表2　粘着テープによる皮膚障害の要因と皮膚障害の種類

要因			皮膚障害
浸軟	物理的刺激	剥離刺激	角質・表皮剥離
		皮膚がテープで固定されることによる境界部での緊張	緊張性水疱
	化学的刺激	刺激物質の侵入	一次刺激性接触皮膚炎
		感作されている物質の侵入	アレルギー性接触皮膚炎
	細菌	細菌の増殖	感染

（文献1）より）

(1) 浸軟 （図4参照, 図5）

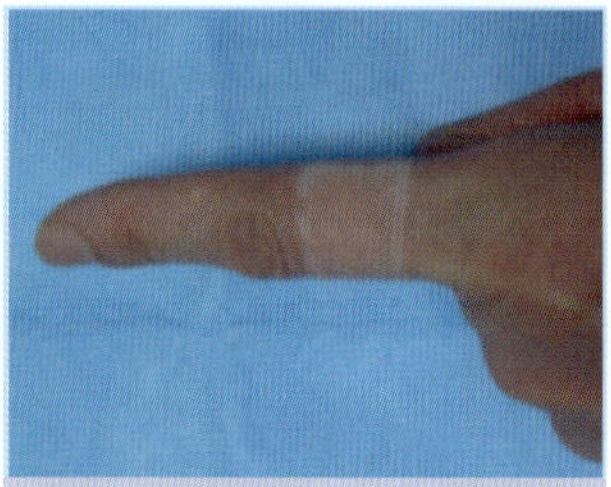

❶ 症　状
　角質層が白っぽくふやけ，厚みをましてぶよぶよとした状態．時に赤みを帯びる．

❷ 観察のポイント

> ・発汗の状況：解熱してはいないか，多汗な傾向ではないか．
> ・気温・湿度は適切か：適切な室温・湿度に調整されているか．
> ・テープに透湿性はあるか：材質により透湿性は異なる．
> ・環境の通気性はあるか：おむつのなか，重ね着のなか，重なった寝具のなかは多湿になっている．
> ・テープの貼付期間や頻度は適切か．

図5　浸軟

❸ 対　応

・できるだけ透湿性の高いものを選ぶ．
・貼付する部位を少しずつずらし，乾燥できるように考慮する．

(2) 角質・表皮剥離 （図4参照）

❶ 症　状
　テープを剥がすときに角質や表皮が共に剥がれる現象．一時的な反応性充血が起こるのみである場合が多いが，繰り返されると疼痛，発赤，滲出性紅斑となる．さらに深く損傷されると，びらんになる．

❷ 観察のポイント

> ・テープの剥離頻度が多くないか．
> ・テープの粘着力（角質の剥離性）は適切か．
> ・テープの剥離方法は適切か：角質剥離が少ない角度で剥がしているか（p67参照）．
> ・皮膚が脆弱ではないか：低栄養，局所の循環不全，浮腫，高齢など，表皮および表皮と真皮の結合が弱くなっていないか．

❸ 対　応

・表皮剥離の部位にはドレッシング材を用いると，症状緩和と同時に跡を残さず，きれいに治癒する．医師の指示のもとで貼付する必要があるが，保険適応にはならない*．
　*以下掲載されるドレッシング材も同様である．
・狭い範囲の表皮剥離の場合は，ストーマケア用の粉状皮膚保護剤を散布すると，滲出液を吸収し，皮膚を保護することができる．
・軟膏が塗布されることもあるが，テープが付きにくくなるので注意を要する．

(3) 緊張性水疱（図4参照）

❶ 症　状
　テープを引っ張った状態で貼付した場合に，表皮に戻ろうとする張力が持続的に働き，表皮と真皮の間に形成される水疱である．破れると痛みを伴うばかりでなく，テープが貼付できなくなる．

❷ 観察のポイント

- テープの貼付方法は適切か：不必要な緊張をかけていないか．関節部など伸展・屈曲する部位には伸縮性のある素材を使用し，切り込みを入れて，緊張を回避しているか．
- テープの選択は適切か：柔軟性がある素材か，粘着力は強すぎないか．
- 皮膚が脆弱ではないか．

❸ 対　応

- 水疱はできるだけ破らないで，自然吸収を待つ．保護のために薄いドレッシング材*を使用することが多い．
- 水疱が緊満している場合は穿刺し，滲出液を抜くこともある．その後表皮を剝がさず貼り付けるようにして，その上からドレッシング材*を使用する．
- 水疱が破れた状態では疼痛を伴い，滲出液も多いので滲出液を吸収できるドレッシング材*を使用する．

(4) 一時刺激性接触性皮膚炎（図4参照）

❶ 症　状
　テープの原材料あるいはテープを貼付する前に皮膚に付着していた物質が，皮膚に浸透して起こる皮膚炎である．

　テープの原材料が原因の場合は，貼付部位に一致して紅斑や水疱が認められ，搔痒感や疼痛を伴う．慢性化により表皮の肥厚や角質の増殖がみられる．

　テープを貼付する前に皮膚に付着していた物質が原因の場合は，付着していた物質の範囲に一致した紅斑となり，同様に搔痒感や疼痛を伴う．

- 急性一次刺激性接触性皮膚炎：1回の接触で起こる．テープに通常このような物質は使用されないため，発生はまれである．
- 慢性一次刺激性接触性皮膚炎：弱い刺激が繰り返し接触して起こる．

❷ 観察のポイント

- 皮膚炎の形状，範囲はどこか．
- テープの種類は何か：過去に皮膚炎を起こした経過はないか．
- テープ貼付前に皮膚に付着していたものはないか．
- 皮膚の条件はどうか：皮膚の浸軟，乾燥，菲薄化など皮膚にテープの刺激が影響しやすいような要素（低栄養，浮腫，抗がん剤使用，高齢など）はないか．
- テープの貼付期間と頻度：同一部位に繰り返しテープを貼付してはいないか．

❸ 対　応
・愛護的に洗浄し，刺激物を除去する．
・テープの貼付位置をずらす．
・テープの種類を変更する．
・消炎作用のある軟膏が処方されることが多い．

（5）アレルギー性接触性皮膚炎（図4参照）

❶ 症　状
テープの材料の物質がアレルゲンとなりアレルギー反応を起こした状態である．
過去に接触したことのある物質に再接触して起こる．アレルギー感作を起こした特定の人が特定の原因物質との再接触により生じる．炎症は激しく，強い赤みと掻痒感を伴う．

❷ 観察のポイント

・皮膚炎の形状：テープの貼付部位と同じか，あるいはテープ以外の皮膚付着物の形状か．
・テープ貼付部位以外に皮膚炎はないか：自家感作性皮膚炎となりやすく，全身に症状が及ぶことがあるので，注意深い観察が必要である．
・テープ貼付前の皮膚の状態はどうか：清潔な状態でテープが貼付されたか．アレルゲンとなるような，薬液などが付着していないか．
・過去にアレルギーを起こしたものは何か：きちんと記録に残しておく．
・パッチテストをして，アレルギー物質を特定する（表3）．

■ 表3　パッチテスト

目的	アレルギー性皮膚炎の原因を確認する手段として行う
方法	各種絆創膏を約1〜2cmの大きさにカットし，背部・上腕・前腕・大腿伸側などに貼付し，48時間前後の皮膚の状態を判定する．
判定の目安	・痛みがあり赤くはれているか→陽性 ・紅斑に浮腫あるいは湿潤が伴っているか→陽性 ・水疱を形成しているか→陽性 ・軽く赤みがかかっているか→擬陽性 ・全く反応がないか→陰性 ・絆創膏に対する刺激反応が陽性か擬陽性かあるいは陰性であるかを判定する．
テストの注意事項	テスト施行中の入浴は避ける 過敏な運動は控える 貼付部位にたたいたり，引っかいたり，圧迫などの刺激を与えない． 女性の場合きつい下着（ブラジャー，コルセットなどは身に着けない）．

（文献5）より）

❸ 対　応
・原因物質と思われるものを使用しない．
・愛護的に洗浄し，刺激物を除去する．
・消炎作用のある軟膏が処方されることが多い．

(6) 感染（毛嚢炎・カンジダ皮膚炎）（図4参照）

❶ 症状
- 毛嚢炎：テープで塞がれた状況下で毛嚢のなかにある細菌が増殖し，掻痒感や疼痛を伴う炎症を起こす．毛嚢に一致して起こるため点在してみえる．テープを剥がすことで，毛嚢が刺激されることも影響している．
- カンジダ皮膚炎：テープ貼付部位を越える炎症，強い掻痒感がある．じゅくじゅくとしており，表皮がむける．

❷ 観察のポイント

- テープ貼付前の皮膚の清潔：皮膚表面の汚れが付着したままではないか．
- 体毛：濃い体毛は汚れが落ちにくく，また剥離時に皮膚を損傷しやすい．
- テープに透湿性があるか．
- 発汗が多くないか．
- 皮膚の耐久性はどうか：皮膚表面で細菌が増殖しやすく，微生物に対する感受性が高くなっていないか．
  皮膚の浸軟，乾燥，菲薄化などテープの刺激が影響しやすい要素はないか．低栄養，循環不全，浮腫，抗がん剤使用，抗生物質投与，高齢など．
- カンジダを疑う場合は鑑別診断が必要である．

❸ 対応
- 十分に洗浄し，皮膚表面の汚れを除去する．
- 体毛が濃い場合は除毛することもある．
- テープ貼付部位をずらす．
- テープを使用しない．通気性の優れた固定法を検討する．
- 抗生物質入りの軟膏が処方されることが多い．
- 抗真菌薬を使用する（カンジダ皮膚炎の場合）．

3）医療用粘着テープによる皮膚障害の予防

❶ 医療用粘着テープを貼付する部位を清潔にする

テープを剥がし，また同部位に新しいテープを貼る場面は多い．そのとき剥がしたテープの粘着成分，皮脂などの汚れ，創からの滲出液などを除去した状態で，貼付することが好ましい．

このようなときは，拭き取りのみで洗い流さなくてもよいタイプの洗浄剤があると便利である（図6）．

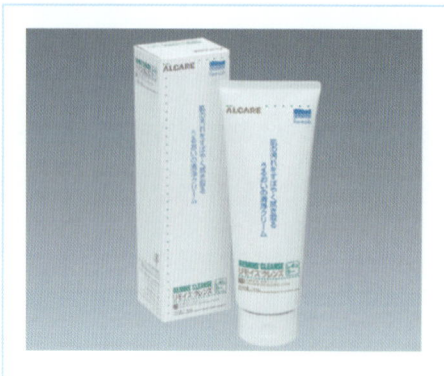

リモイス® クレンズ
（アルケア）

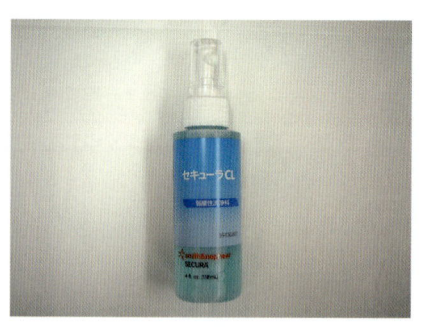

セキューラ®CL
（スミス・アンド・ネフューウンドマネジメント）

図6　皮膚洗浄剤（拭き取りタイプ）

❷ 同一部位へのテープ貼付を回避する

剥離刺激や接触性皮膚炎の一次刺激が同一部位への負荷にならないようにする．可能なかぎり貼付部位をずらして貼る．

❸ テープを正しく貼る

a. テープを引っ張って貼らない（図7）

テープの中央から貼り，両側に向かい押さえながら貼ると皮膚に負担がかからない．片側から渡すように引っ貼り，さらにそのまま手で切った場合には起始の部分に非常に負荷がかかる．伸ばされた状態で固定されると戻ろうとして皮膚に緊張がかかり，発赤や水疱を形成する．

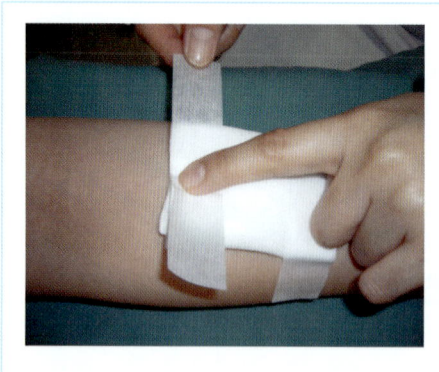

良い貼り方：中央から端へ貼る．

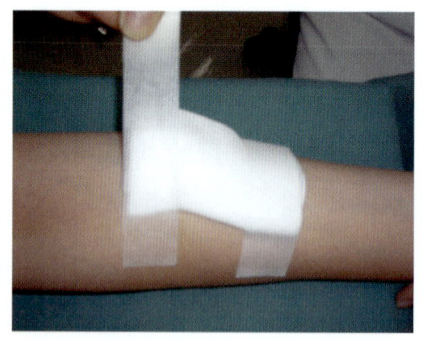

悪い貼り方：端から引っ張って貼る．

図7　テープの貼り方

b. 関節部など可動性のある部位への貼り方（図8）

伸縮性・柔軟性に富んだ素材を選択し，軽く曲げた状態で貼る．また周囲に切り込みを入れて，緊張を逃がすようにする．

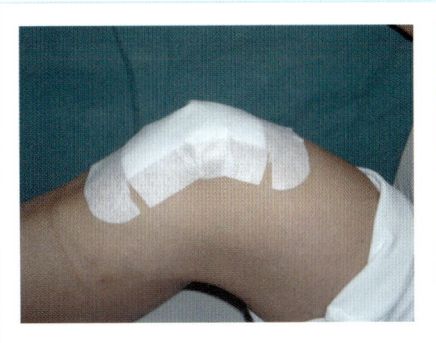

良い貼り方：軽く曲げた状態で貼る．切り込みを入れる．

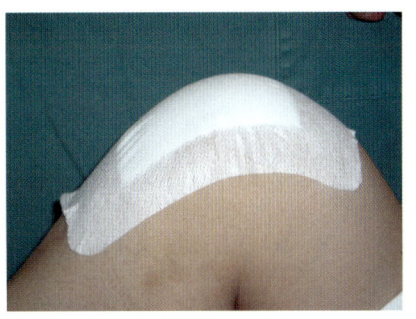

悪い貼り方：伸展あるいは屈曲した状態で貼る．

図8　膝関節部への貼り方

c. 連続して貼らない（貼りっぱなしにしない）

同一部位に使用する場合でも，最低24時間に1回は剥がして皮膚の観察をし，皮膚を清潔にし，かつ前の位置と少しずらして貼付する．

❹ テープを正しく剥がす

a. 皮膚を押さえながらゆっくり剥がす（図9）

テープの端を起こし，剥がそうとする部位の皮膚側を押さえ，90～150度の角度でゆっくりと剥がす．皮膚を押さえずに剥がすと，皮膚が引っ張られ負荷がかかり，角質の損傷を招く．

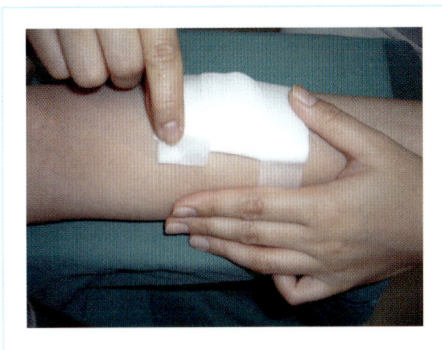

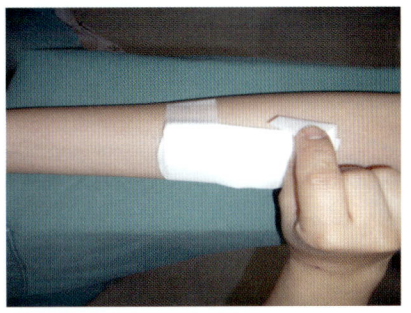

良い剥がし方：周囲の皮膚を手で押さえてゆっくり剥がす．

悪い剥がし方：片手で引っ張るように剥がす．

図9　テープの剥がし方

b. 体毛のある部位（図10）

生えている方向に沿って剥がす．逆方向に剥がすと体毛が抜けてしまい，疼痛を伴い，また汚染物が毛囊に入り込み，毛囊炎の発生を招く．

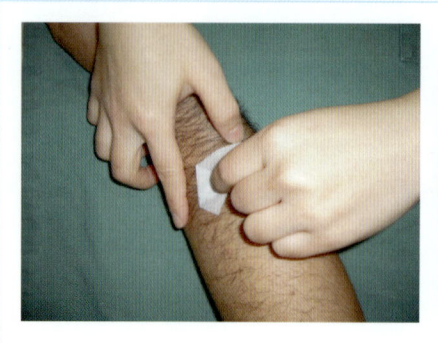

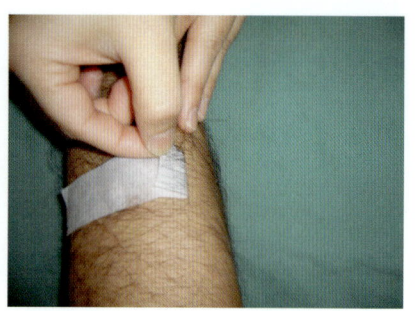

良い剥がし方：毛の走行に沿わせて剥がす．　　悪い剥がし方：毛の走行に逆らって剥がす．

図10　体毛部位のテープの剥がし方

c. ポリウレタンフィルム材の場合の剥がし方（図11）

片方の手でフィルム材の上から身体側を押さえ，フィルム材のはじを水平に引っ張り，伸ばしながら剥がしていく．この際一方向からだけではなく，四方から同様に剥がしていく．

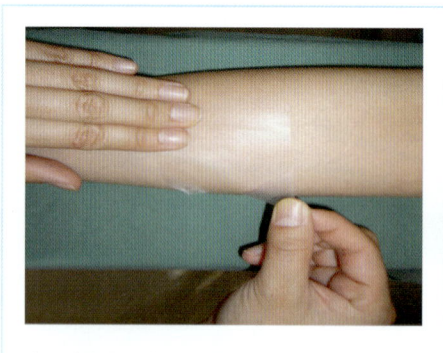

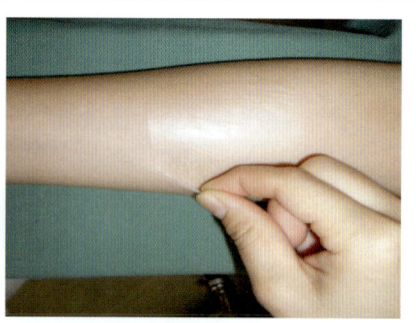

良い剥がし方：皮膚に対して水平に引き伸ばして剥がす．　　悪い剥がし方：めくるように剥がす．

図11　ポリウレタンフィルム材の剥がし方

❺ テープ貼付部位の皮膚の保護をする

次のような条件下でのテープ貼付時には前述❶〜❹の注意点に加えて，以下のようなスキンケア方法を推奨したい．

〈特に留意が必要な条件〉

- ・長期間繰り返しテープを貼る．
- ・圧迫固定をする．
- ・滲出液が多く皮膚が湿潤する．
- ・頻繁に交換を必要とする．
- ・皮膚が脆弱である．

a. 皮膚被膜剤を使用する

皮膚被膜剤：皮膚に被膜をつくり，粘着成分などによる影響や剥離刺激の回避，皮膚の浸軟予防をするもの．

アルコール含有の物は安定した被膜を形成するが，皮膚刺激性がある．表皮が欠損した状況下ではしみるので，ノンアルコールタイプを選択する．皮膚被膜剤はテープの交換時にはともに剥がれるため，交換ごとに塗布または噴霧する（図12）．

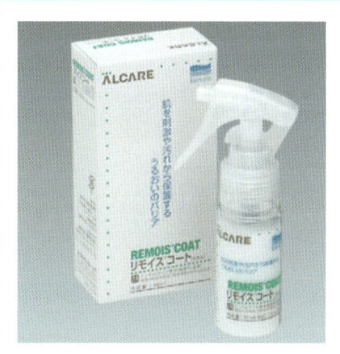

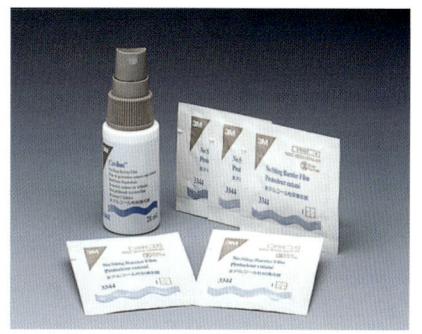

リモイス®コート（アルケア）　キャビロン®（3M）

図12　皮膚被膜剤

b. 板状皮膚保護剤を使用する

皮膚保護剤：排泄・分泌物の皮膚接触を防止し，皮膚を生理的状態に保つ作用がある吸収性粘着剤．ストーマ装具の皮膚と接する「面板」のほか，練状，粉状，板状などの種類がある．

テープを貼付する部位よりやや広めに板状皮膚保護剤を貼付し，その上からテープを貼る．板状皮膚保護剤は汚染や剥がれがなければ，4～5日連用が可能である．皮膚保護剤はまれに過敏反応を起こす場合もあるが，テープの過敏反応に比べればはるかに頻度は少ないと考えられる（図13）．

臨床ではドレッシング材を用いる場合もある．これは，特定保険医療材料であり医師の指示のもとに使用する必要がある．この場合の使用は保険適応ではないため，安易に使用しない．表皮欠損があり皮膚の治療目的も含むならば，医師と相談のうえ使用する．

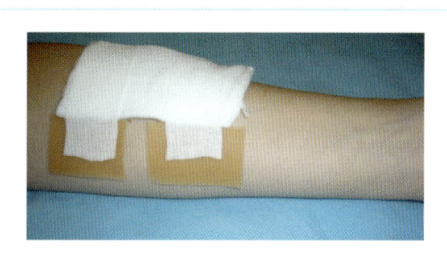

図13　板状皮膚保護剤を貼付した上にテープを貼る

c. 粘着剥離剤を使用する

粘着剥離剤とは，粘着成分を皮膚から剥がすためにつくられた溶剤である．

液体を垂らしながら剥がすタイプと，紙に浸み込ませてあるワイプタイプがある．これらを用いると皮膚に刺激を与えないで剥がすことができる．また剥がしたあとに皮膚に粘着成分が肉眼的にも残留している場合にきれいに除去できる．

粘着剥離剤を用いた場合はその成分を完全に除去する必要がある（図14）．

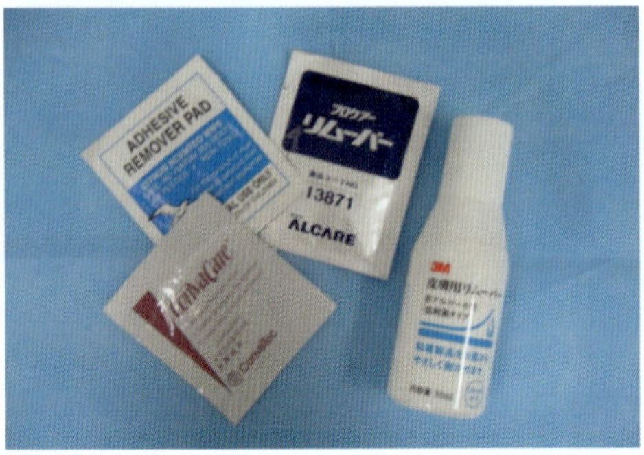

左下より
〔ワイプタイプ〕
①コンバケアリムーバー®（ブリストル・マイヤーズスクイブコンバテック事業部）
②リムーバーパット®（村中医療器）
③リムーバー®（アルケア）
〔液体〕
・皮膚用リムーバー（スリーエムヘルスケア）

図14　粘着剥離剤

4）ケアの実際―事例：ストーマ装具周囲に貼付したテープによる皮膚障害

プロフィール

72歳，女性．
　直腸がんのため腹会陰式直胃腸切断術を受け，S状結腸ストーマ造設．諸々トラブルがあり，再造設のため右下腹部に造設されている．ストーマサイズ3×3×2cm．円背があり，屈曲部を避けてマーキング施行したが，強い屈曲部に面板の辺縁があたり，めくれてしまう．対策として，面板辺縁広範囲にポリウレタンフィルム材を使用していたが，ポリウレタンフィルム材貼付部位に皮膚障害を生じていた．
　白内障による視力低下あり．1人暮らし，キーパーソンは姉．要介護2に認定されており，訪問看護師がストーマ装具の貼り替えを実施．通院は1カ月に1回である．

アセスメント

　視力低下のため円背で生じる面板のはじのめくれに注意を払うことが難しく，また下着の上げ下げ時に面板をひっかけてしまう．
　便臭や便に手で触れることで漏れを確認すると訪問看護師に連絡し，装具貼り替えを依頼している．担当看護師は面板がめくれないように皮膚に固定し，定期的な交換ができるようにするために，ポリウレタンフィルム材を使用し，広範囲に貼付することにした．
　ポリウレタンフィルム材，面板を剥がしている時間は短く，継続的に閉鎖環境に置かれている．透湿性はあるものの閉鎖環境の持続と剥離刺激のため，皮膚が脆弱になり，表皮剥離，慢性一次刺激性接触性皮膚炎などの皮膚障害を招いた．

看護上の問題点

　ポリウレタンフィルム材貼付部位に皮膚障害が発生している（図15-①）．

看護目標

- 便漏れへの不安がなく日常生活を送ることができる．
- 皮膚障害が改善できる．

ケア計画

- 訪問看護師との連携を密にする．
- 固定用テープの面積を狭くする．
- 固定用テープの種類を再選択する．
- 予防的スキンケアを行う（面板交換時には十分に洗浄し汚れを除去する．その後皮膚を自然乾燥させて，装具を貼付する）．

評　価

- テープの種類を変更し，固定範囲を最小限にし，皮膚障害が改善しつつある（ハイドロコロイド皮膚保護剤を使用）．
- テープの固定方法を変更しても，便漏れがないことが確認され，安定した日常生活を過ごしている（図15-②，③）．

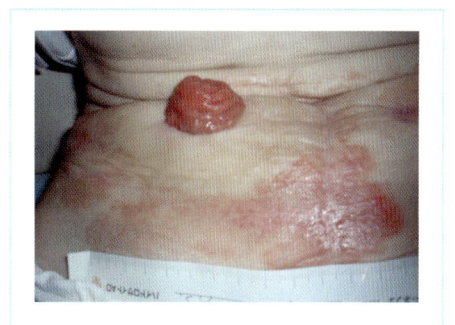

①皮膚障害

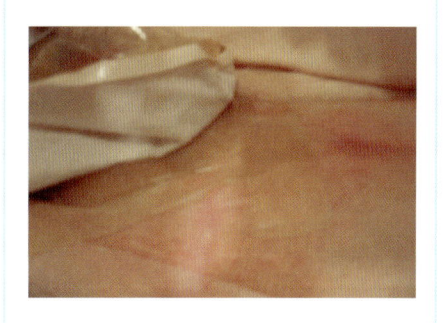

②ハイドロコロイド皮膚保護剤（ビジダーム®*）による固定
*ブリストル・マイヤーズスクイブコンバテック事業部

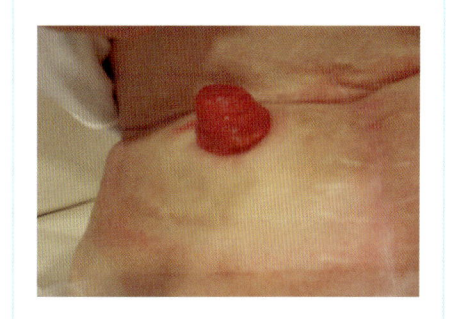

③皮膚障害改善傾向

図15　医療用粘着テープによる皮膚障害

おわりに

　看護師には「患者へ安全と安楽を提供する」という役割がある．テープによる皮膚障害は，「安全・安楽」とは程遠く，本来の治療に必要な医療行為に併発したいわば二次災害である．当然二次災害は予防されるべきである．起こりそうなことを予測し，起こらないように工夫をする．「テープによる皮膚障害の予防」は地味で小さなことかもしれないが，看護師にしかこだわることができない．だからこそ看護の基本行為であると考える．

Q&A

Q：ビニールテープを使用していたのはなぜか？ またどうしていけなかったのか？

A： ビニールテープはもともと貼る対象が異なるため，皮膚に密着が得られない．それがあたかも皮膚に優しいように誤解され，安価でもあるため急速に広まった．しかし人体貼付時の安全性については，何の保証もなかった．そして保障のないものをむやみに使うべきではないといわれ使用を止めるように日本看護協会からも発表された．

Q：ベンジンでテープの粘着成分を落とすようにという先輩がいるのだが？

A： ベンジンは使うべきではない．ベンジンは粘着成分を落とすばかりでなく，皮膚の表面にある大切な酸外套をも剥がしてしまう．また，上記と同じように，人体使用に関する安全性が確立されていないという事由もある．

（工藤礼子）

■ 文献

1) 日本看護協会認定看護師制度委員会創傷ケア基準検討会 編著：スキンケアガイダンス．Ⅵ粘着テープによる皮膚障害のスキンケア，pp91-103，日本看護協会出版会，2002．
2) 穴澤貞夫：医療用粘着テープの使い方．ドレッシング新しい創傷管理，穴澤貞夫 監修，pp203-206，ヘルス出版，1995．
3) 祖父江正代：医療用粘着テープ・ドレッシング材の種類と特徴．月刊ナーシング，27(7)：48-62，2007．
4) 南　由起子：粘着テープによるトラブルを防ぐ．月刊ナーシング，24(7)：100-105，2004．
5) 南　由起子：医療用粘着テープによるスキントラブル．エキスパートナースMOOK15 よくわかるスキンケア・マニュアル，穴澤貞夫，大村裕子 監修，pp92-97，照林社，1963．
6) 中川ひろみ：チューブ・ドレーン挿入による皮膚・粘膜損傷とは．月刊ナーシング，27(7)：18-22，2007．
7) 梶西ミチコ：医療用粘着テープによる刺激を最小限にするケア．アルメディア，10(4)：4-7，2004．
8) 宮地良樹，真田弘美 監修：医療用粘着テープの上手な使い方（小冊子）．日東メディカル．

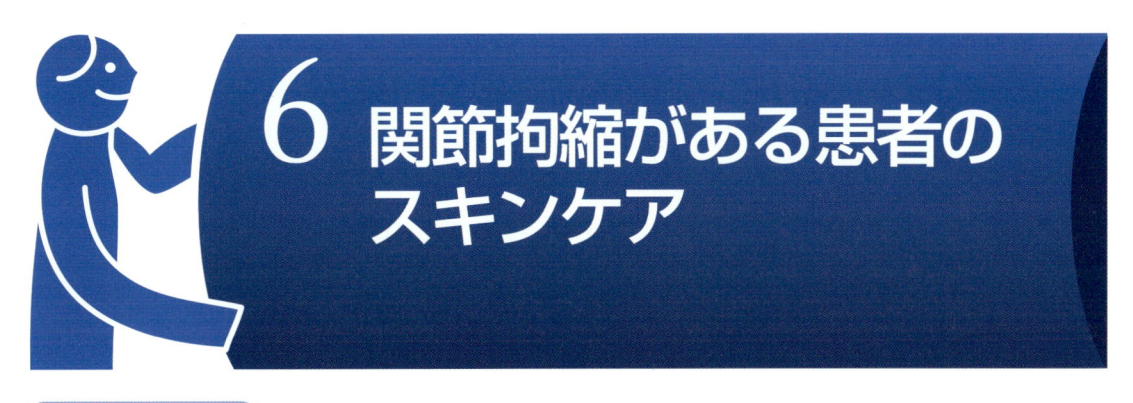

6 関節拘縮がある患者のスキンケア

ケアのポイント

① 関節拘縮は，まず「拘縮を予防すること」が重要である．
② 関節拘縮がある患者のスキンケアは，a. 拘縮の悪化予防，b. 褥瘡予防，c. 皮膚の清潔ケア，が必須である．
③ チーム医療で質の高いスキンケアを提供する．

はじめに

　関節拘縮とは，様々な原因によって関節可動域が減少した状態をいう．その原因は，皮膚性拘縮，結合組織性拘縮，筋性拘縮，神経性拘縮，骨性拘縮に分類される．
　関節拘縮は，まず，拘縮を予防することが最も重要であり，拘縮の原因に起因する血流障害，浮腫，それに伴う脆弱な皮膚を念頭においたスキンケアが必須となる．また，やむなく関節拘縮が生じた場合には，拘縮の悪化を予防する一方，関節伸展側の骨突出や関節周辺の軟部組織の伸張などにより褥瘡発生リスクが高まるため，その予防的ケアが重要になる．さらに，手指の関節拘縮などでは，皮膚の清潔保持が困難なために臭いが生じたり，爪による皮膚の損傷，感染性の皮膚障害などを招く場合も少なくない．
　ここでは，関節拘縮の基礎知識を述べ，関節拘縮のある患者のスキンケアについて解説したい．

1) 関節拘縮の基礎知識

(1) 関節拘縮とは

　関節拘縮は，冒頭でも述べたように「様々な原因によって関節可動域が減少した状態」である．関節の動きが制限されると，関節の循環障害が生じ，周囲の軟部組織の浮腫をきたす．その結果，細胞内に滲出液が浸潤し，線維素・結合組織の増殖により関節の運動障害が出現する．
　可動域制限は運動の方向により，屈曲・伸展・内転・外転・内旋・外旋拘縮に分類され，屈曲運動の可動域が制限されるものを伸展拘縮，伸展運動が制限されるものを屈曲拘縮と呼ぶ．通常

は両者を伴っているが，屈曲拘縮の頻度が高い[1]．

　拘縮の病態は，拘縮筋は筋緊張が持続するために筋短縮を起こし，一方，拮抗筋は不動性筋萎縮，筋機能不全を起こす．はじめは，機能性拘縮（functional contracture）として他動的に矯正可能であるものが，この状態が長期に及ぶと，固定拘縮（fixed contracture）になり，自動・他動とも関節可動域がなくなり，拘縮位に固定されるようになる[2]．関節可動域が消失した状態を強直という．

（2）病理的変化

　結合組織は，線維成分であるコラーゲン，レチクリン，エラスチン，フィブリンなどから構成され，筋肉や骨格系の可動性を維持している．結合組織は，腱や靭帯のようにコラーゲン線維が長軸方向に規則的に配列した organized connective tissue や可動性に富んだ loose connective tissue がある．一方，瘢痕や拘縮の組織は，コラーゲンが網状に多層に堆積し可動性を失った dense connective tissue が存在する[3]．関節の固定や浮腫を伴うと軟部組織の細胞浸潤とともにフィブリンの析出，さらに結合組織の増殖が起こり，loose connective tissue が dense connective tissue に変化する．関節固定の実験では，3日目にて顕微鏡レベルで拘縮が生じ，7日目には臨床的な拘縮を生じる[3]．

（3）関節拘縮の原因別分類[1,2]

❶ 皮膚性拘縮

a. 強皮症

　膠原病の一種であり，結合組織の病変によって皮膚が硬化し，可動域が制限される．二次的に関節拘縮が生じる．

b. 熱傷性・外傷性拘縮

　広範な熱傷や皮膚挫傷によって，皮膚が壊死となり，瘢痕治癒したあとに発生する（瘢痕拘縮；scar contracture）．

❷ 結合組織性皮膚拘縮

a. 炎症性・外傷性瘢痕

　感染あるいは深部組織に及んだ外傷では，関節周囲の皮下組織，靭帯，腱，腱膜が瘢痕化して短縮し，可動域を著しく制限する．

b. デュピュイトラン拘縮

　手掌腱膜が肥厚収縮して，手指の屈曲拘縮を生じる．環指と小指に起こりやすく中手指節関節から始まり，近位指節間関節に及ぶ．

❸ 筋性拘縮

　いろいろな要因によって，筋の収縮性あるいは伸展性が低下し，関節が長期にわたって特定の肢位に保持されることで可動域制限が生じたものであり，多くは廃用症候群である．

a. 関節が持続的に特定肢位に固定されたもの

　筋が持続的に短縮位に置かれると，筋線維に退行変性が起こり，その筋の伸展性が低下し，拘

縮が生じる．大腿骨骨折の長期固定，長期臥床による筋萎縮に伴う筋性拘縮がある．

b. 筋実質の疾病によるもの

筋の瘢痕化や石灰化による筋の伸展性の著しい低下による拘縮．筋膜の外傷後の瘢痕・治癒，大腿四頭筋短縮症などがある．

c. 阻血性拘縮

血行障害による神経や筋の麻痺を阻血性麻痺という．阻血が持続すると，筋は壊死に陥り，瘢痕化して阻血性拘縮となる．フォルクマン拘縮などがある．

❹ 神経性拘縮

拘縮が神経疾患に由来するものをいう．

a. 痙性拘縮

痙性麻痺を伴う中枢神経疾患では，筋緊張亢進や筋緊張不均衡のため，特定の肢位となる拘縮を生じる．脳性麻痺，脳卒中，脊髄損傷，脊髄炎や痙直性脊髄麻痺などの脳疾患，多発性硬化症などで生じる．他動的に矯正すると伸張された筋群の強い抵抗がある．加えた力を緩めると，元の肢位に戻る．

b. 弛緩性拘縮

末梢神経損傷などによる弛緩性麻痺では，正常な拮抗筋の緊張が優位になり，特定肢位となる．総腓骨神経麻痺による尖足拘縮がある．

c. 反射性拘縮

関節炎などでは，疼痛回避のための防御機構によって，その関節の運動に関与する筋群に筋攣縮が生じ，疼痛軽減の肢位を保持する．多くの関節では，屈曲拘縮となる．

❺ 骨性拘縮

変形性関節症では，関節軟骨および関節構成体の退行変性などにより，軟骨や軟骨下骨破壊と増殖性変化によって関節機能に異常を生じる．進行に伴い，関節裂隙に骨棘による膨隆を触れるようになる．軟骨の変性に伴い，関節可動域が減少し，変形拘縮となる．

2）関節拘縮の皮膚に及ぼす影響

（1）関節拘縮の原因に起因する皮膚変化

関節拘縮の原因となる疾患を理解する．麻痺，瘢痕など拘縮の原因に起因する血流障害，浮腫，それに伴う脆弱な皮膚を念頭においたスキンケアが必要となる．

（2）関節拘縮と褥瘡の発生

関節拘縮では，ADLのみならず，ベッド上の体位や車椅子での動作や肢位に制限が生じ，褥瘡発生のリスクが増大する[4]．四肢の関節に屈曲拘縮がある場合では，関節の伸展側は，突出して骨性隆起部となるが，骨頭などの内部からの圧を受ける一方，その部位の皮膚は，常に伸張され，血流が減少し，褥瘡の発生しやすい状態となる．また，突出部位は，乾燥しやすく，創の収縮が

起きないため治癒しにくい[5]．股関節や膝関節に屈曲拘縮があると仰臥位では坐骨部に，側臥位では大転子部に圧が集中する（図1）．また，拘縮や変形があると座位が安定せず前方にずれて尾骨部に圧が集中する．さらに，手指・足趾の拘縮では，密着する軟部組織に圧が加わり褥瘡を生じる場合もある[6]．

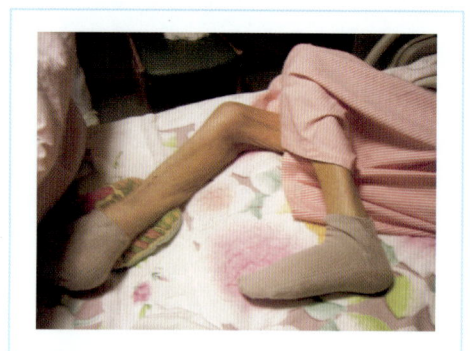

膝関節の拘縮では，側臥位で大転子部に圧が集中する．

図1　関節拘縮のある患者

（3）皮膚の清潔保持が困難

　手指・足趾，四肢の拘縮では，指間や手掌，上肢と体幹などの密着により，通常の皮膚の清潔保持が困難となる場合が多い．特に手指関節の拘縮で伸展時に疼痛を伴う場合は，患者の苦痛が強く伸展を拒否する場合もみられる．このため，十分な皮膚の洗浄ができず，真菌感染による皮膚炎や皮垢の蓄積と湿潤が加わり悪臭を生じる場合もある．臭いは，患者自身はもちろん，周囲の人々に不快感を与えることで，患者の自尊心を傷つけることにもなりかねない．

　また，爪切りに困難を要し，爪で手指や手掌を損傷したり過彎曲爪（挟み爪）や嵌入爪により炎症を繰り返す場合もある．

3）関節拘縮のある患者の予防的スキンケア

（1）関節拘縮の予防

　拘縮は，予防が重要である．関節拘縮を予防するためには，良肢位の保持と各関節の動きの特徴を理解し，自動・他動運動を実施する．健常者は，日常生活のなかで可動性を保つことにより拘縮を生じないことから，日常活動動作（ADL）を想定して運動を実施する．実施にあたっては，リハビリテーション科医師や理学療法士と相談しながら，適切かつ効果的に実施する．通常，急性期や意識障害時には，最低1日1〜2回程度，各関節を5〜10回動かすようにする[7]．疼痛を生じない程度にゆっくりと愛護的に実施する．

　運動時以外は，良肢位保持が原則となる．ハンドロールやクッションを活用し，良肢位を保持する（図2）．関節拘縮が生じてしまった場合や運動時・運動後に痛みを伴う場合は，運動前後に手浴や温罨法を

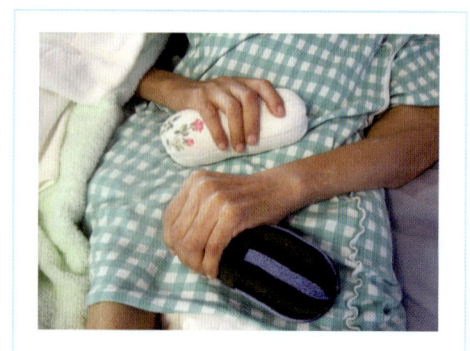

病棟看護師の手づくりハンドロール．可動域に合わせて大きさを選択する．

図2　ハンドロールによる良肢位の保持

実施することで，結合組織は伸張されやすくなり，筋弛緩や痛みの軽減にもつながる．急激な運動は，関節炎や骨折を生じる場合があるので注意する必要がある．

(2) 褥瘡予防

ここでは，関節拘縮のある患者の褥瘡予防のポイントを述べる．詳細については，がん終末期の褥瘡ケアの項を参照されたい（p131）．

❶ 体圧分散寝具の使用

拘縮により突出した仙骨骨突起の体圧を減圧できる体圧分散寝具を選択する．底づきしない十分な厚み，拘縮の程度に応じた適切な内圧調整可能なエアマットレスを選択する[6]．

❷ クッションの利用

膝・肘・膝内側，下腿部にクッションをあて，骨突起部が直接圧を受けないようにする．特にベッド柵にこれらの部位が接触しないよう注意する．

❸ 関節可動域の拡大

拘縮の強い膝関節，股関節，肘関節，肩関節，指関節にクッションを挿入することで，関節可動域の拡大が図られる．また，可能であれば体位変換スケジュールに短時間でも腹臥位を入れる[6]．

❹ 座位時の姿勢の保持

座位の基本姿勢は，股関節，膝関節，足関節をそれぞれ90度とする"90度座位"が望ましい．90度座位は，支持面積の広い大腿後面で体重を支えることで褥瘡を予防する．拘縮がある患者では，自分で座位バランスをとることが困難なため，摩擦・ずれを生じやすい．そのため，背部や側腹部，足底部に枕やクッションを入れて姿勢を整える．

❺ 骨突出部の保護

骨突出部は，摩擦・ずれの外的刺激を受けやすいため，十分な観察が必要である．

皮膚の損傷，摩擦・ずれの予防のためにポリウレタンフィルム材やリモイス®パッドを貼付する（図3, 4）．また，保湿クリームを塗布して皮膚を保護する．

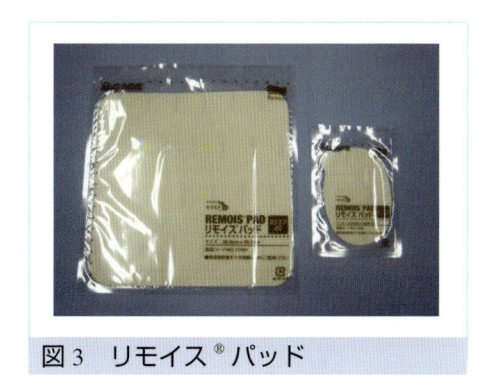

図3　リモイス®パッド

（アルケア）

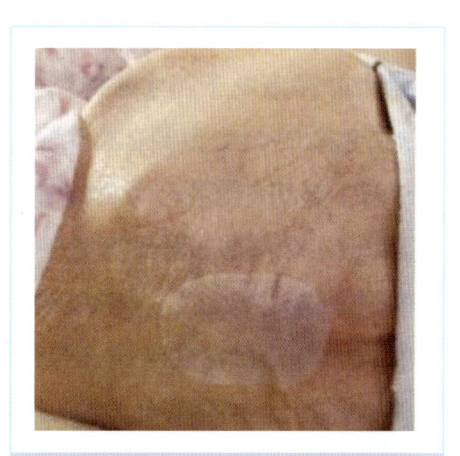

図4　リモイス®パッドを仙骨部に貼付

（アルケア）

（3）皮膚の清潔

❶ 皮膚の清潔

a. 微温湯で皮膚を洗浄する
- 基本的には微温湯でかまわないが，皮膚損傷がある場合は，温めた生理食塩水を使用すると痛みを生じないことが多い．
- 熱すぎると皮脂を過度に除去し，皮膚のバリア機能が損なわれる．また，冷たい場合には，血管や筋が収縮して痛みを助長することもある．
- 入浴，手浴，足浴は，結合組織が伸張されやすくなり，筋弛緩作用や疼痛の軽減作用があるため，清潔時の苦痛を緩和できる．

b. 石鹸を十分泡立てて，泡で汚れを包み込むように愛護的に洗浄する．
- 皮膚に損傷がある場合は，セキューラ®CLなど弱酸性石鹸を使用すると皮膚への刺激が少ない．在宅では，弱酸性のボディソープなどでもかまわない（図5）．
- 手指間や指先は，口腔清拭用スポンジブラシや綿棒を利用し，細部まで洗浄する．

c. 石鹸分が皮膚に残らないように，微温湯で十分に洗い流す．

d. 水分が皮膚に残らないように，十分拭き取る．指間や趾間などの細部は，乾いた綿棒で水分を拭き取る．

e. 保湿クリーム（セキューラ®DC，ニベアクリーム®など）を塗布し，乾燥による皮膚損傷を予防する（図6）．

f. 手指間や手指と手掌間，足趾間が密着しないように，ガーゼやロールガーゼをはさむなど，過剰な湿潤を回避し，真菌などの感染予防に努める（図7）．

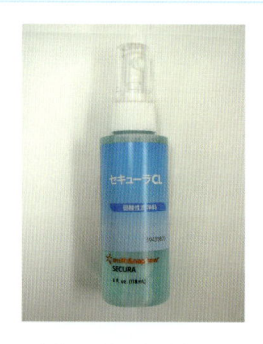

弱酸性の液体石鹸．低刺激性．

図5　セキューラ®CL

（スミス・アンド・ネフューウンドマネジメント）

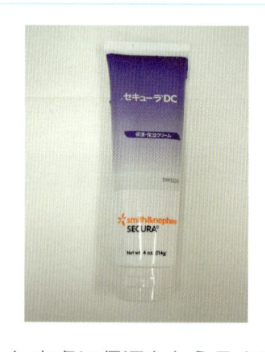

乾燥した皮膚に保湿を与えるクリーム．

図6　セキューラ®DC

（スミス・アンド・ネフューウンドマネジメント）

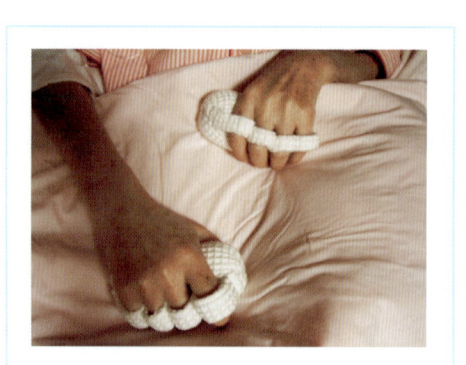

真菌性の皮膚炎を生じたため，手指間の密着を予防した．

図7　指抜きの付いたハンドロール

❷ 爪のケア

- 手指の関節拘縮では，手指間・手指と手掌が密着していることが多く，爪甲が伸びると容易に皮膚を損傷するため，手指の爪は，短めに角のないようにカットする（図8）．また，爪甲の裏側は細菌が付着しやすい[8]ため，よく洗浄する必要がある．
- 一方，足趾では，第1趾爪甲は，趾腹にかかる力を支える役目があり，爪甲が短い場合や深爪は，爪甲の周囲の組織が上方に押し上げられ，嵌入爪や鉤彎爪の原因となる．第1趾爪甲は第1趾先端より長く，四角（スクエアカット）にカットする．また，窮屈な靴は，過彎曲爪（挟み爪）の原因となる[8]．
- 各種爪切りをうまく活用し，爪による皮膚損傷を防止する（図9）．
- 爪の付け根に炎症が生じた場合は，医師の指示により抗生物質を含む外用剤を塗布する．

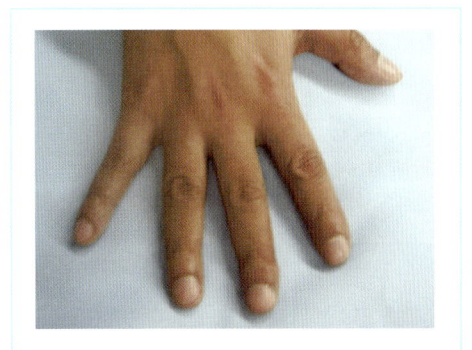

手指に拘縮のある患者は，角のないように滑らかにカットする．

図8 手指の爪切り

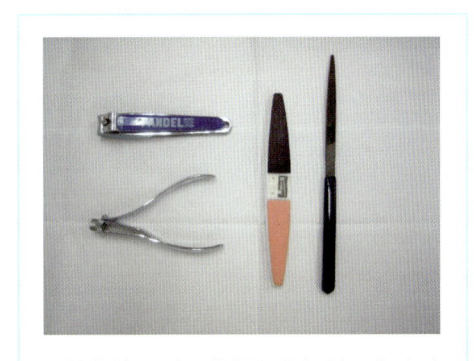

関節拘縮，爪の状況に合わせてうまく活用する．

図9 各種の爪切りグッズ

4）関節拘縮のある患者のスキンケアの実際

ここでは，手指の関節拘縮のある患者のスキンケアについて事例を紹介しながら述べる．

プロフィール

72歳，男性．
脳梗塞（左片麻痺），潰瘍性大腸炎術後．妻と長女の3人暮らし．
要介護4，車椅子生活．トイレと室内は歩行可．
1994年，脳梗塞にて左半身麻痺となる．手指関節の拘縮がみられたが，伸展が可能であった．
2004年6月，潰瘍性大腸炎にて大腸全摘出術，回腸ストーマ造設術施行．術後，嚥下障害にて胃瘻造設（PFG挿入）．リハビリテーション科にて嚥下訓練施行後，2005年5月退院となった．
退院後，リハビリテーション科で月1回フォローされていた．また，訪問看護師が月2回

6. 関節拘縮がある患者のスキンケア

訪問し，嚥下指導，胃瘻管理，ストーマケア，介護者の精神的ケアが実施されていた．12月，嚥下障害が改善し，PEG抜去となった．

2007年7月より左手指の関節拘縮が強く，手掌のうっ血，皮膚損傷がみられ，月2回の通所リハビリテーション開始となったが，11月左手指の疼痛と拘縮が増強し，爪による手掌の損傷のためにWOCセンター受診となった．

受診時の状態 （図10, 11）

左手指の疼痛が強く，指に触れただけで疼痛を訴える．
手掌2カ所に爪による切創がある．
創の悪化を予防するため，ロールガーゼを使用している．
訪問看護師の訪問時，通所リハビリテーション時のみ手浴を行っている．

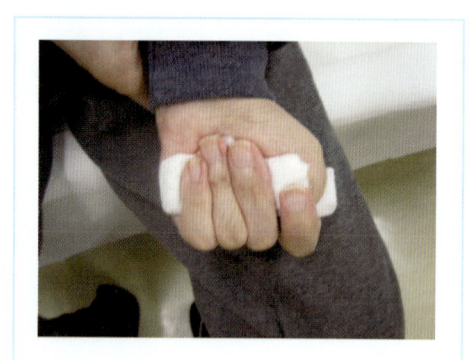

図10 受診時の状態
手指の関節拘縮があり，指先に触れただけで疼痛を訴えた．

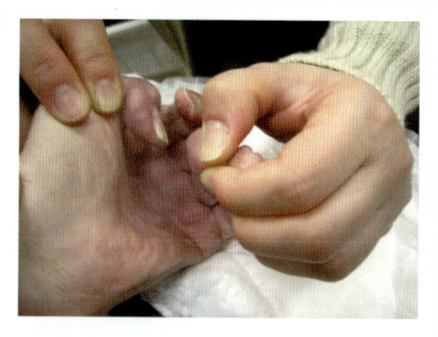

図11 受診時の状態
手掌がうっ血し，2カ所に爪による皮膚の損傷がある．疼痛のため，他動的に伸展しても，これ以上の開排は困難．

アセスメント

① 脳梗塞（片麻痺）による神経性拘縮：痙性拘縮であり，筋痙縮のために手指の関節拘縮がある．
② 手指の関節拘縮のために手指の伸展制限があり，皮膚の清潔保持が困難である．
③ 爪による皮膚損傷がある．

看護上の問題点

① 手指の関節拘縮による手指の伸展制限のため，皮膚の清潔が保持できない．
② 爪による切創がある．
③ 手指の疼痛があり，可動域運動が困難である．

看護計画

① 皮膚の清潔保持．

② 皮膚損傷の治癒促進.
③ 関節拘縮の悪化を予防する.

> ケアの実際

ケア内容は，患者にケアの必要性を説明後，長女と一緒に実施し，在宅でも同様のケアが実施できるように指導した.

> 皮膚の清潔ケア

① 微温湯または温めた生理食塩水で洗浄する（図12）．拘縮した手指の外側からゆっくりと微温湯をかける．在宅では，まず手浴を実施し，結合織の伸張と筋弛緩，痛み軽減後に皮膚の清潔ケアを実施する．
② 手指をゆっくり愛護的に持ち上げるように指間，手掌を開く（図13）．痙性拘縮の場合は，無理に手指を伸展すると屈曲が強くなり，痛みが増強することが多い．痛みにより皮膚の清潔を拒否する場合もあるため，愛護的に実施する．

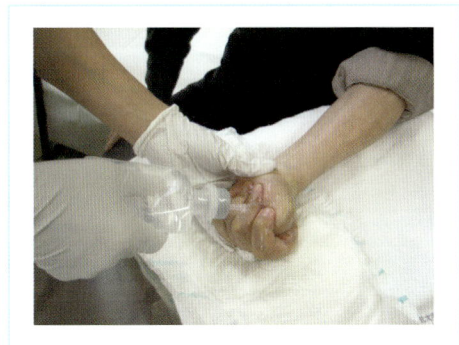

皮膚の損傷があるため，温めた生理食塩水による皮膚の洗浄とした．

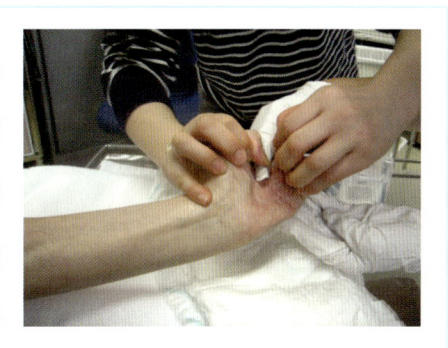

図12　皮膚の洗浄

疼痛を伴うため愛護的にゆっくりと行う．

図13　手指を伸展させる

③ 皮膚に損傷があるため，弱酸性のセキューラ®CLを使用した．在宅では，弱酸性のボディソープを使用することにした．
・手指間や指先は，口腔用の洗浄ブラシや綿棒を利用し，細部まで洗浄する（図14, 15）．

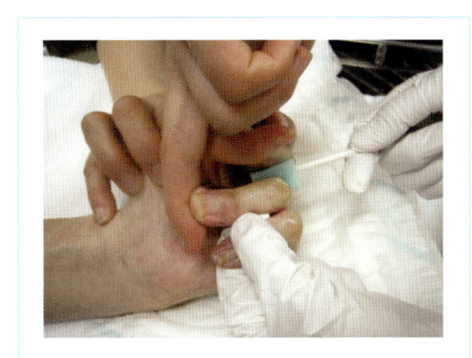

図14　口腔清拭用スポンジブラシで細部まで洗浄

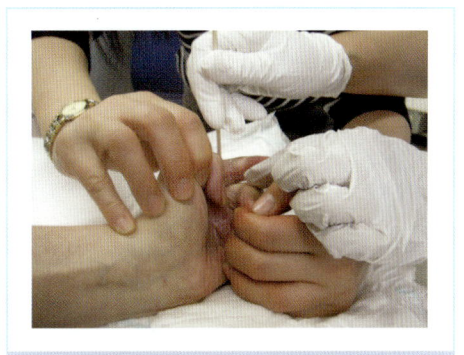

図15　綿棒を使用し，さらに細部まで洗浄する

④ 石鹸分が皮膚に残らないように，十分に洗い流した（図16）．
⑤ 水分が皮膚に残らないように，ガーゼで十分拭き取り，手指間は，乾いた綿棒で水分を拭き取った（図17）．
⑥ 皮膚損傷のある手掌以外の皮膚に，保湿クリーム（セキューラ®DC）を塗布し，皮膚を保護する必要性を説明した（図18）．

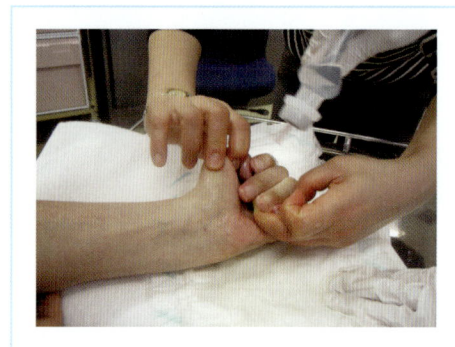

温めた生理食塩水で石鹸分が残らないように洗い流す．

図16　石鹸分を十分に洗い流す

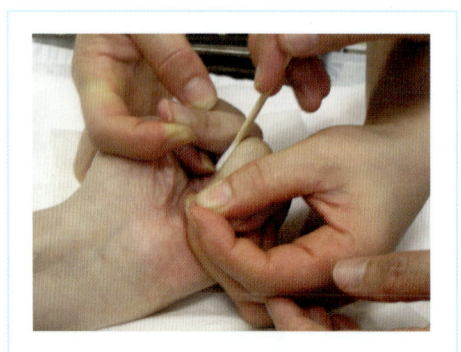

ガーゼで拭き取れない水分もきっちり拭き取る．

図17　細部の水分を綿棒で拭き取る

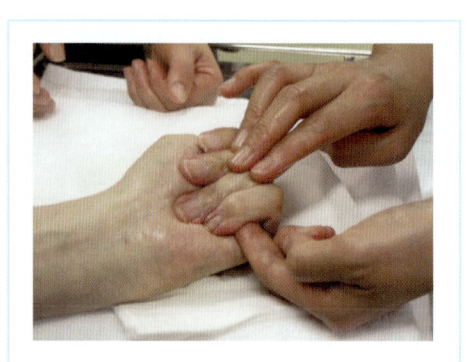

乾燥による皮膚の損傷を防ぐ．

図18　保湿クリームを塗布

爪による皮膚損傷の予防
① 手指の爪は，角ができないように滑らかにカットする（図19）．
② 爪切りグッズをうまく活用し，爪の先端を滑らかにした（図20）．

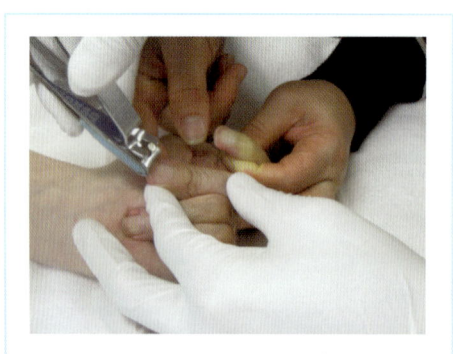

皮膚を損傷しないように滑らかにカットする．

図19　爪切り

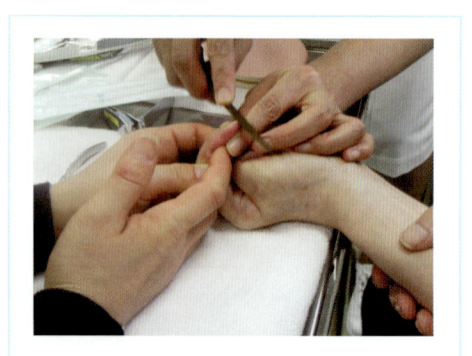

爪切りグッズをフルに活用する．

図20　さらに滑らかに磨く

4）関節拘縮のある患者のスキンケアの実際　83

皮膚損傷部の治癒促進

① ポリウレタンフォームドレッシング材（ハイドロサイト® フィール型）をカットし，手掌と手指にかぶせるように貼布した（図21, 22）．

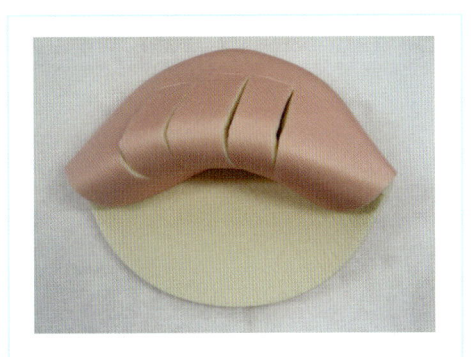

指を通す部分をカットする．

図21　ハイドロサイト® フィール型
（スミス・アンド・ネフューウンドマネジメント）

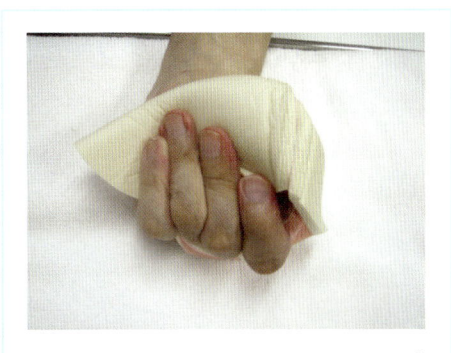

指が重ならないようにハイドロサイト®の切片をはさむ．

図22　指を通す

② ポリウレタンフォームドレッシング材の活用方法について説明した（図23）．

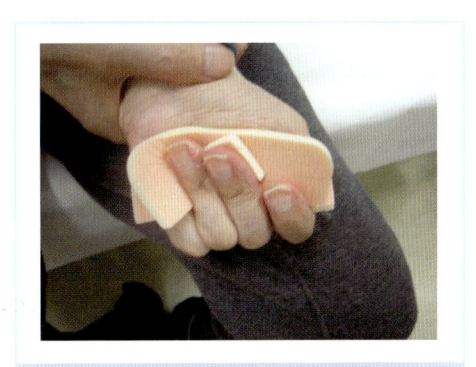

図23　ハイドロサイト®の応用
（スミス・アンド・ネフューウンドマネジメント）

理学療法士による関節可動域運動の指導

① 手指に拘縮があり痛みを伴う場合は，まず，右手で中枢側の関節を固定する．腕が安定することで，手指の筋の過緊張を抑制できる．また，左側の手で手関節を屈曲させると手指が伸展しやすくなる（図24）．

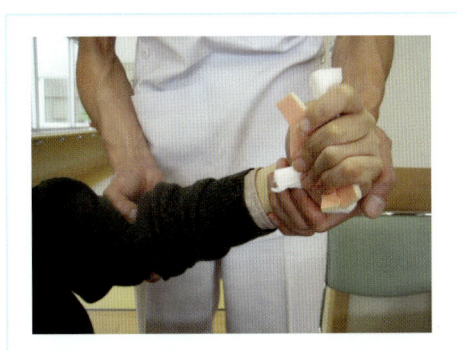

① 右手で中枢側の関節を固定し，筋の緊張を予防する．
② 左手で手関節を屈曲させると手指が伸展しやすくなる．

図24　理学療法士による関節可動域運動の指導①

② 示指を屈曲した状態で持ち上げ，反対の手で小指を持ち上げる．それぞれを開排すると，第3指と第4指が伸展しやすくなる（図25）．
③ ②の方法で手指の開排が難しい場合は，母指球に母指を軽くあて，優しく広げていく．強く触れると，反射的に屈曲する場合があるので，十分注意して実施する（図26）．
④ 両手で中手骨を外転させると，手指の開排が容易となる（図27）．
⑤ 手指開排後は，第3指，第4指を無理せず，愛護的に伸展させる（図28）．
⑥ 指導内容は，家族から訪問看護師，通所リハビリテーションの理学療法士に報告し，手浴後に実施することにした．

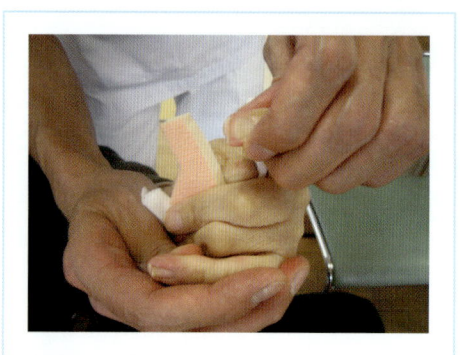

無理に手指を伸展せず，愛護的に開排する．

図 25　理学療法士による関節可動域運動の指導②

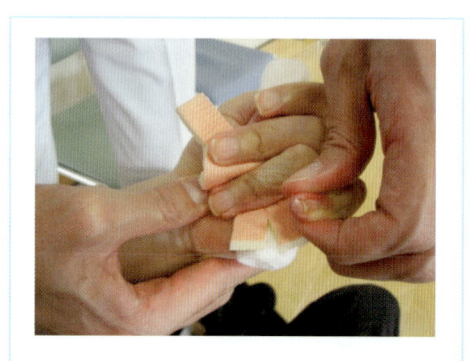

母指球を広げる．強く触れると，反射的に屈曲する場合があるので注意する．

図 26　理学療法士による関節可動域運動の指導③

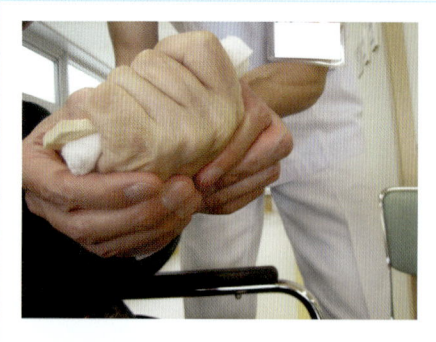

中手骨を外転させると開排させやすい．

図 27　理学療法士による関節可動域運動の指導④

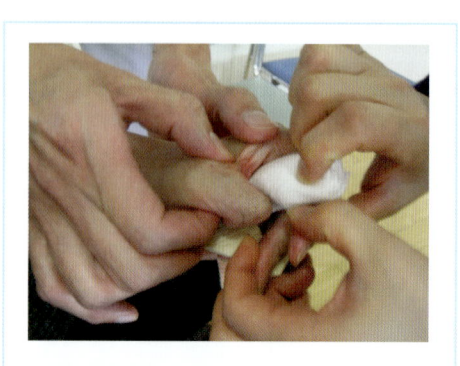

手指が開排したら，第3指，第4指を愛護的に伸展させる．

図 28　理学療法士による関節可動域運動の指導⑤

ケアの評価

① 皮膚の清潔ケアを家族と実施することで，方法と重要性が再認識され，在宅での予防的スキンケアが可能となった．
② ポリウレタンフォームドレッシング材の使用により，手指間，手掌が伸展し，圧迫や爪による皮膚損傷の予防と清潔保持につながった．また，疼痛の軽減にもつながったと患者自身にも好評であった．
③ 理学療法士の指導による可動域運動により，手指の伸展時の苦痛が軽減し，運動回数が増加した．
④ 訪問看護師，通所リハビリテーションの理学療法士へのケア指導で，チームでのアプローチが可能となり，統一したケアが提供できるようになった．

　今後は，患者，家族はじめ，リハビリテーション科医師，理学療法士，訪問看護師，通所リハビリテーションの理学療法士などとさらに連携を深め，患者の拘縮による苦痛を軽減し，快適な日常生活ができるよう援助していく必要がある．

おわりに

　関節拘縮の基礎知識を述べ，関節拘縮のある患者の予防的ケアと，事例を通してケアの実際について解説した．関節拘縮は，褥瘡の危険因子にもあげられ，その予防的ケアが浸透しつつあるが，関節拘縮そのものの予防的ケアは，理学療法士に委ねてしまっているように思われる．
　関節拘縮のある患者のスキンケアは，拘縮予防から始まるといっても過言ではなく，毎日，手を洗う，顔を洗うなどの通常の日常生活活動を想定したケアを実施することで予防できる関節拘縮も少なくない．家族，理学療法士をはじめ，他のリハビリテーションチーム，病院医療者，在宅医療者など患者を取り巻くすべての人々が一丸となって，患者のADLの拡大，ひいてはQOLを念頭においた質の高いスキンケアを提供していく必要がある．

Q&A

Q：足趾の関節拘縮のために，足趾と足趾が重なり，圧迫による褥瘡が発生した．真皮層に及ぶステージⅡ（NPUAP分類）の褥瘡で痛みがある．様々な工夫をしたが，うまく除圧ができず褥瘡が悪化している．何かいい方法はないだろうか？

A：手指の関節拘縮のある患者のスキンケアを応用する．
　　皮膚の清潔は，創に痛みがあるので温めた生理食塩水で洗浄し，弱酸性石鹸で創周囲の皮膚を愛護的に洗浄する．次に，石鹸分が残らないように十分洗い流す．きれいなガーゼで水分を拭き取る．綿棒を利用してもよい．ポリウレタ

ンフォームドレッシング材（ハイドロサイト®）をカットし，足趾に通して貼付する（図29）．創傷治癒効果と除圧効果がある．滲出液が染み出てきたら交換する．

周囲は，ずれないように絆創膏で固定する．靴下や筒状の包帯を利用するとよいだろう．

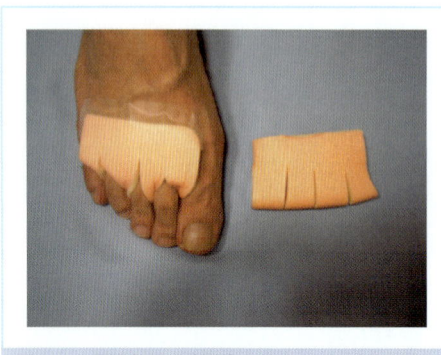

ハイドロサイト®を貼付し，創傷治癒を促進する．また，可動域の拡大にもなる．

図29 足趾間の褥瘡ケア

（熊谷英子）

■ 文献

1) 中村隆一・他：可動域制限．入門リハビリテーション医学，中村隆一 監修，第3版，pp453-456，医歯薬出版，2007．
2) 五十嵐三都男：系統看護学講座 専門13 成人看護学9．第10版，pp44-45，医学書院，2002．
3) 梶原敏夫：合併症．現代リハビリテーション医学，千野直一 編，第2版，p512，金原出版，2004．
4) 藤ノ木直人，塚本里沙：PT・OTから学ぶ拘縮予防とポジショニング．実践に基づく 最新 褥瘡看護技術，真田弘美，須釜淳子 監修，p272，照林社，2007．
5) 大浦武彦，堀田由浩：日本人の褥瘡危険要因OHスケールによる褥瘡予防，大浦武彦，堀田由浩 編，pp42-43，日総研出版，2005．
6) 日本看護協会 認定看護師制度委員会 創傷ケア基準検討委員会 編：褥瘡予防．褥瘡ケアガイダンス，pp60-61，日本看護協会出版会，2000．
7) 貝塚みどり・他：運動量の低下した状態と看護．QOLを高めるリハビリテーション看護，貝塚みどり 編，第2版，p60，医歯薬出版，2006．
8) 東 禹彦：爪のケア．皮膚科診療プラクティス 5．スキンケアの実際，田上八朗 編，pp154-185，文光堂，1999．

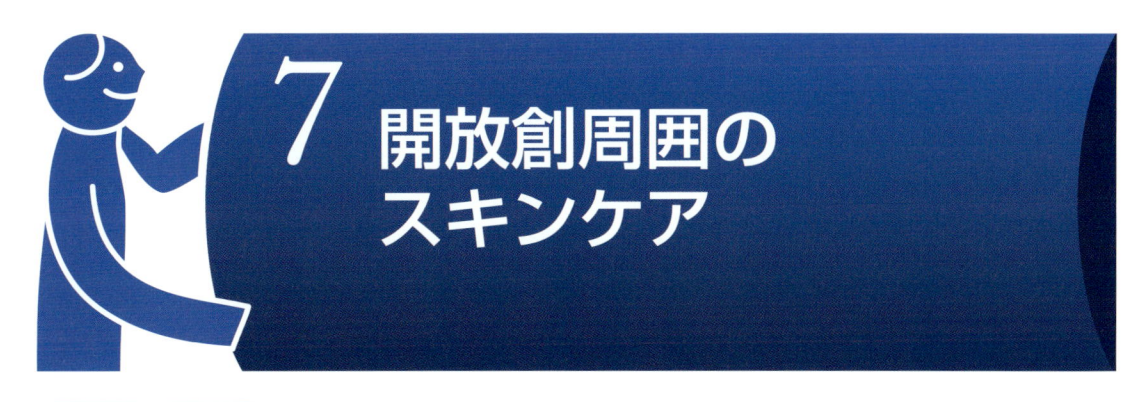

7 開放創周囲のスキンケア

ケアのポイント
① 創部とともに創周囲も洗浄し，清潔・創傷治癒環境を保持する．
② 創部は湿潤，健常皮膚は乾燥を保つ．
③ ガーゼの貼用方法，ポリウレタンフィルム材の除去方法，ドレッシング交換の時期などの創傷治癒に有効な看護技術を知識とアセスメントをもって着実に実施する．

はじめに

　多くの腹部開放創は皮下組織やそれ以上の深さに至り，縫合糸の残存や壊死組織を伴っており，多量の滲出液や時として消化液による周囲皮膚の浸軟やびらん，皮膚炎を伴うことが多い．創傷治癒過程を促進するためには，創内の湿潤環境を保ちながら，創縁と周囲皮膚を健常に保つ必要がある．近年は様々なドレッシング材が使用されるようになったが，最も多く用いられるガーゼドレッシングでは過剰な滲出液を吸収しきれず，創縁や創傷周囲の皮膚保護は困難な場合も多い．
　本項では開放創周囲の皮膚を保護するための洗浄方法やケアの工夫，および皮膚保護剤を用いた創周囲のスキンケアを紹介する．

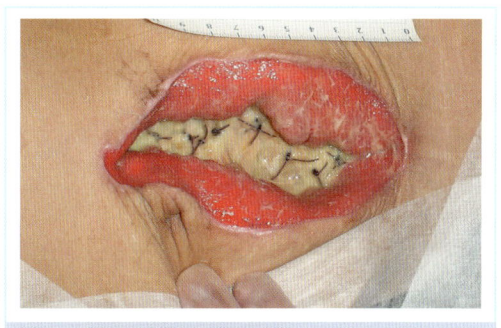

図1　壊死組織のある創

1) 開放創周囲のスキンケアにあたっての基礎知識

(1) 創傷治癒過程（表1）

　創傷治癒過程は炎症期，増殖期，成熟期に分けられる．炎症期には滲出液が漏出し，そのなかに含まれるマクロファージやサイトカインによって創内の清浄化を行い，肉芽増殖のための準備がされる．肉芽増殖と創の収縮によって創サイズが縮小し，基底細胞層から創内へ遊走し，

7. 開放創周囲のスキンケア

上皮化が完成する．このときに過剰な滲出液は創縁と創周囲が浸軟し創傷治癒が遷延する．

■ 表1　創傷治癒過程

時　期	創内の病態生理	時期別目的
炎症期	マクロファージやサイトカインによる壊死組織の除去，感染が沈静化される　→ 滲出液が多い	創内の清浄化 増殖期の準備のための創内の準備を行う
増殖期	湿潤環境下での線維芽細胞，血管新生，角化細胞の合成，遊走	肉芽増殖，上皮化
成熟期	コラーゲンの再構築	創の抗張力増加

（2）創周囲の皮膚保護の意義

　開放創における壊死組織の除去は，腹腔内との交通を避けるため外科的デブリードマンには慎重を期す．滲出液をコントロールしつつ創の乾燥は創内の瘻孔形成につながるため避けなければならない．創周囲の皮膚の保護は「創は湿潤を保ち，健常皮膚は乾燥を保つ」という，相反する創傷治癒環境の調整が必要となる．創縁と創周囲の皮膚保護については，古くは褥瘡の局所評価ツールのひとつである Pressure Sore Status Tool（PSST）で創辺縁部，創辺縁の皮膚の色（図2），周辺組織の浮腫，周囲組織の硬結としてあげられている[1]．

　また，創床環境調整理論─TIME concept*においても，湿潤のアンバランスは乾燥による表皮細胞の遊走の遅延や過剰な滲出液による創縁の浸軟と創辺縁（図3）の治癒遅延または潜蝕化（下掘れ）が慢性創傷の治癒遅延につながると述べられている[2]．創傷治癒過程を進める治療的視点と創傷をもつ患者の生活やスキンケアを含めた看護的視点において，創周囲の皮膚の保護が欠かせない（図4）．ここで本項での開放創部の名称を図5に示す．

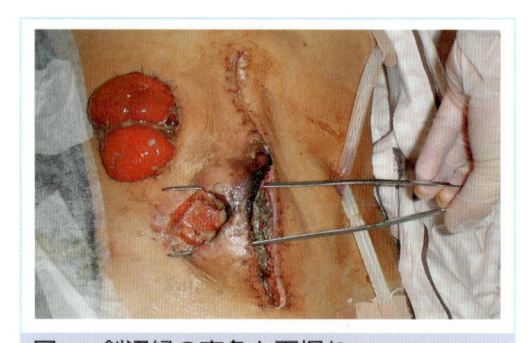

図2　創辺縁の変色と下掘れ

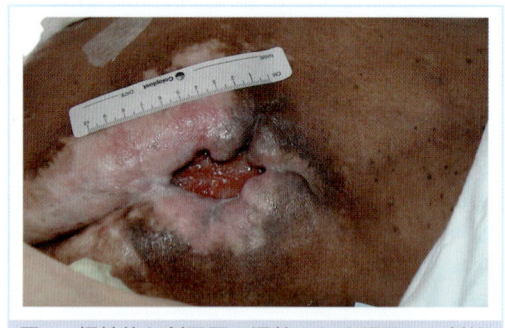

図3　慢性的な創周囲の浸軟のため肥厚した創縁

*TIME concept：
　創床環境調整による慢性創傷の改善に向けて，局所の褥瘡ケア，治療上の原因，患者に関する要因でとらえる．特に局所の創傷ケアは次の点に着目し，TIME と表現される．
Tissue non-viable or deficient；組織の状態
Infection or inflammation；感染徴候
Moisture imbalance；滲出液コントロール
Edge of wound-non advancing or undermined；創辺縁の保護

図4 創傷治癒を進める視点

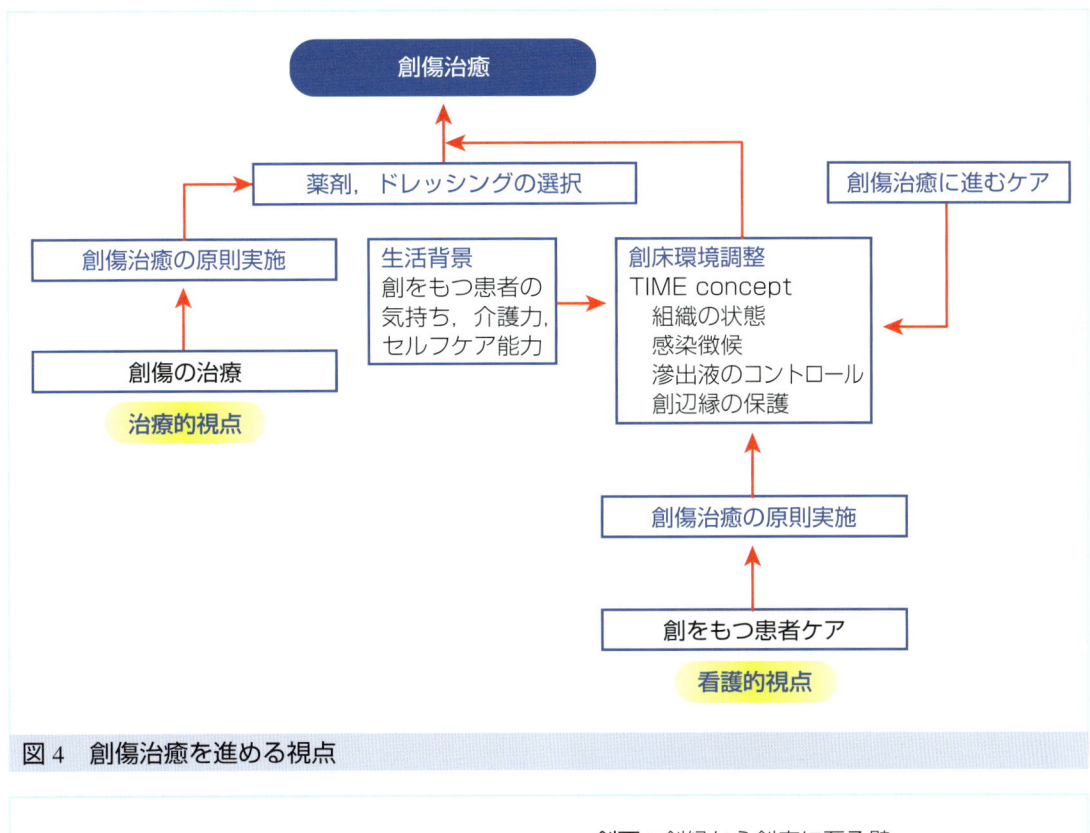

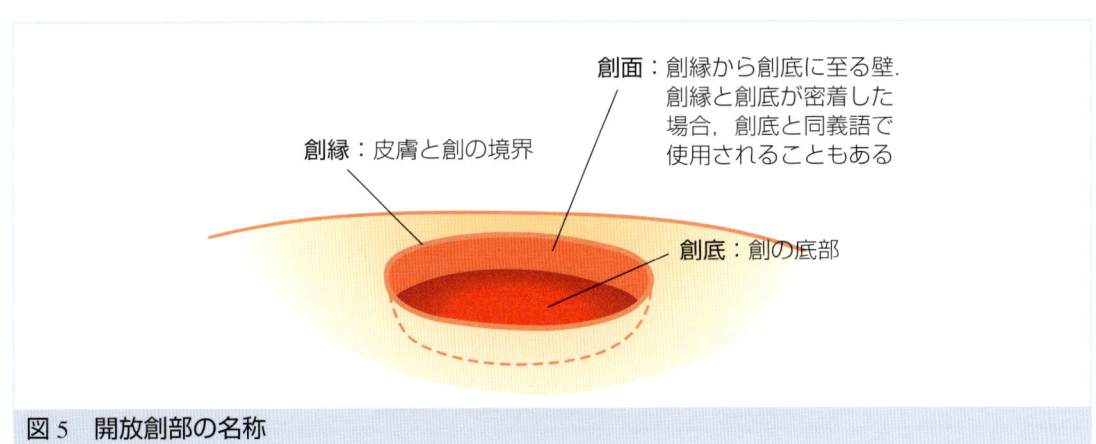

図5 開放創部の名称

2) 開放創周囲皮膚の洗浄

　壊死組織のある開放創では多糖類で形成する膜様構造物で包まれた細菌がバイオフィルムを形成すると白血球や抗生物質が効かなくなり，創治癒が遷延する[3]．その細菌を除去するために加圧洗浄（図6）[4]や皮膚洗浄剤を使用した清潔の提供が創傷治癒を促進する[5]．近年，弱酸性洗浄剤が多種発売されているが，ベッドサイドで使用しやすい少ない水で汚れを除去できる洗浄剤がある（図7，表2）．

7. 開放創周囲のスキンケア

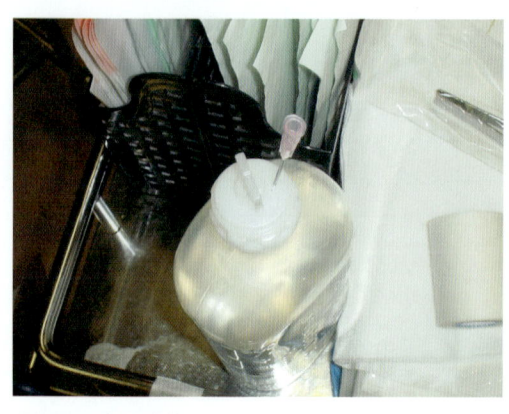

500ml 生理食塩水の洗浄ボトルに 18G 針で数カ所に穴を開ける.

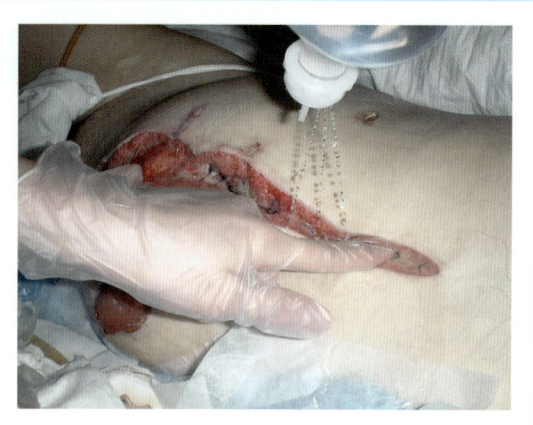

18G 針で穴を開けた生理食塩水で加圧洗浄.

図6　加圧洗浄

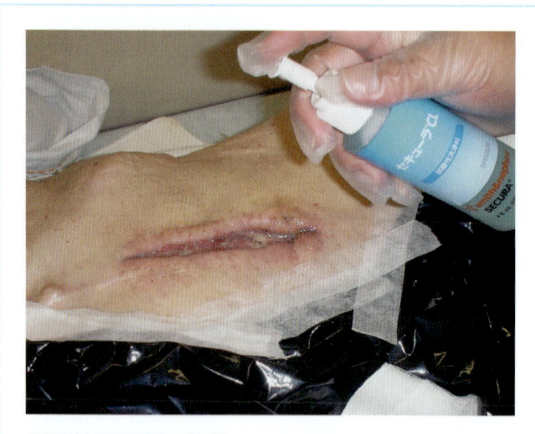

弱酸性洗浄剤で洗う.

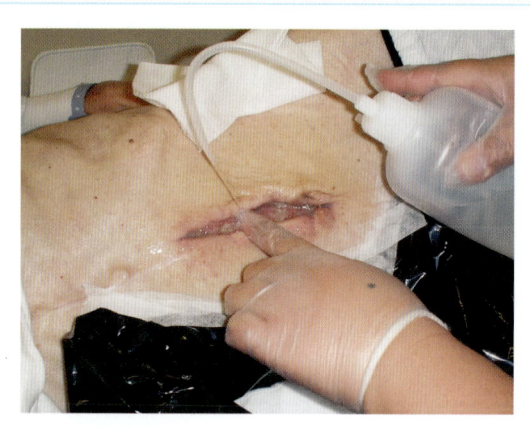

微温湯で流す.

図7　弱酸性洗浄剤での洗浄

■ 表2　スキンケアに利用する弱酸性洗浄剤

品名	販売元	使用上の特徴	メーカー希望小売価格
セキューラ®CL 弱酸性洗浄剤	スミス・アンド・ネフューウンドマネジメント	汚れている部位に2～4押し吹きかけ,5～10秒間そのままにしたあと,拭き取り,洗い流すか,濡れガーゼで再度拭き取る.泡が出ず,拭き取りで清拭が可能なため少量の水分で保清できる.	118ml 1,260円 236ml 1,680円
リモイス®クレンズ 皮膚保湿・清浄クリーム	アルケア	天然オイル,保湿成分配合で汚れを浮き上がらせ除去,清拭後の肌を滑らかにする.クリーム状の洗浄剤をガーゼに取り,皮膚に均一に伸ばしてから,拭き取るか洗い流す.	レギュラー 180g 1,575円 ハンディタイプ 10パック 735円 (5g/パック)

（2008年4月現在）

3）創周囲皮膚の保護

（1）滲出液を拡散させない方法

　ガーゼドレッシングを使用する場合は重ねたガーゼをそのまま貼付すると滲出液がガーゼ一面に広がり創周囲皮膚が浸軟する．さばいたガーゼを創面に貼付すると滲出液の拡散を最小限にすることができる（図8）．

　ドレッシング材と比較して，ガーゼは周囲皮膚のバリア機能を低下させるため[6]，ケアの工夫が必要である．

　ガーゼやドレッシング材，薬剤などによりコントロールできない多量の滲出液を伴う開放創の場合には，さばいたガーゼを置き，滲出液の吸収面積を狭くしたり，創周囲に高分子吸収体を置いて，創周囲皮膚の浸軟を予防する．

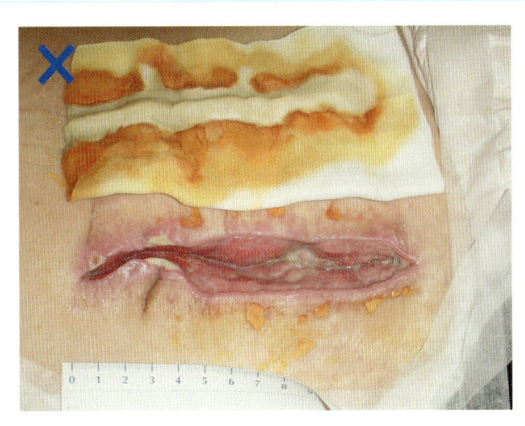

重ねたガーゼいっぱいに滲出液が広がる．　　　さばいたガーゼを置き，滲出液の吸収面積を狭くする．

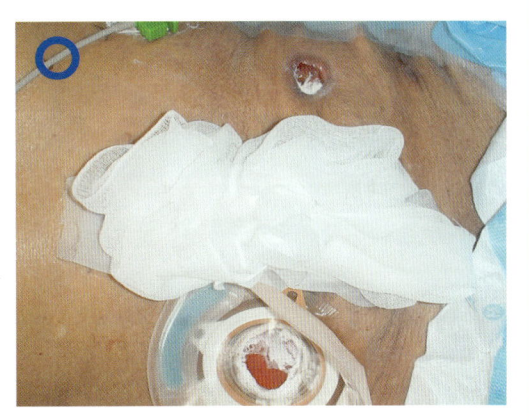

図8　ガーゼドレッシングの使用

（2）皮膚保護剤

　滲出液が多量の場合や消化液を含む場合は皮膚障害性が高い．この場合は，ガーゼドレッシングに加えてpHの緩衝作用のあるストーマケア用の皮膚保護剤やハイドロコロイドドレッシング材を併用する（図9）．

（3）皮膚被膜剤・保護膜形成剤

　ポリウレタンフィルム材（以下，フィルム材）で被覆する場合，フィルム材の剥離刺激や粘着剤の刺激で創周囲が損傷する場合がある．フィルム材の除去は，皮膚面に対して平行に引っ張ることで皮膚への負担を軽減できる（図10）．

　また，滲出液からの保護やフィルム材やテープによる剥離刺激の低減には皮膚被膜剤や保護膜形成剤を使用する．製品によってはテープの粘着力の強弱に差を生じるため，固定と剥離に注意を要す（表3，図11, 12, p94）．

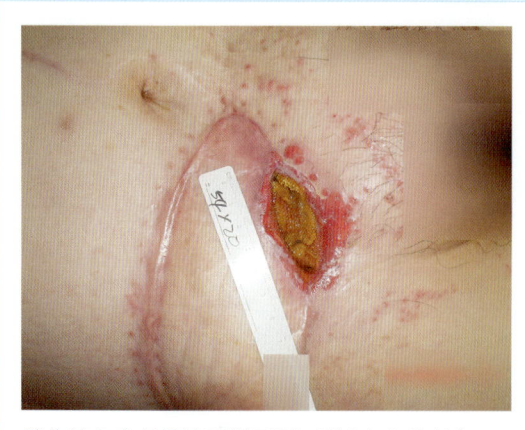

消化液を含む排液で創周囲にびらんを生じた．

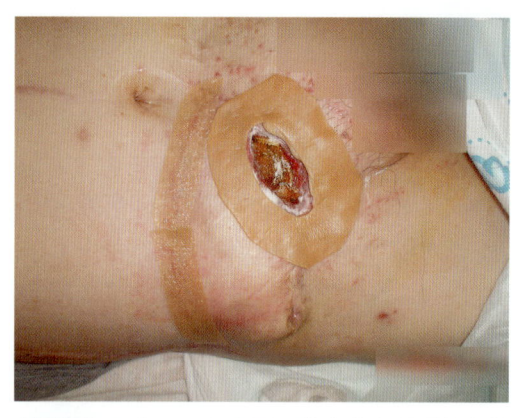

創周囲にストーマケア用の粉状皮膚保護材を散布してから板状皮膚保護剤を貼付し，ガーゼドレッシングで吸収させる．

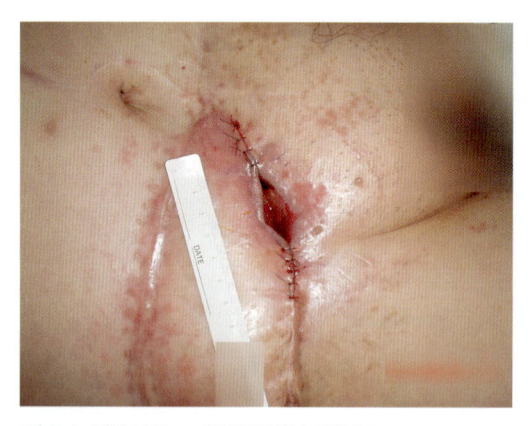

びらんが治癒し，縫縮手術を受けた．

図9　ストーマケア用の皮膚保護剤とガーゼドレッシングの併用

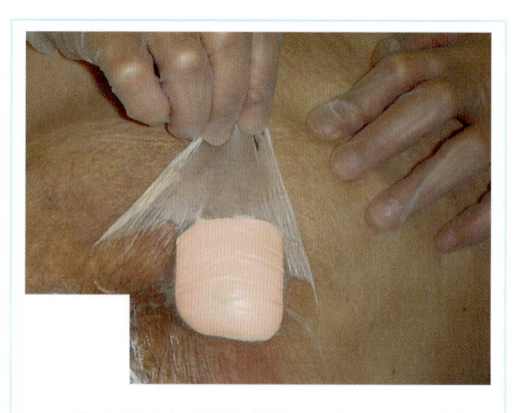

フィルム材は皮膚面と平行に引っ張って剝がす．

図10　フィルム材の剝離方法

3）創周囲皮膚の保護

■ 表3 スキンケアに利用する皮膚被膜剤・保護膜形成剤

	品名（販売元）	使用上の特徴	メーカー希望小売価格
アルコール性	コロプラスト® プレップ（コロプラスト）	アルコール含有の皮膚被膜剤で粘着剤や排泄物の接触から皮膚を保護する．メーカーにより成分が異なる．	30枚/箱 1,260円
	コンバケア® バリア（ブリストル・マイヤーズスクイブコンバテック事業部）		50枚/箱 2,625円
非アルコール性	キャビロン™（スリーエムヘルスケア）	非アルコール性のため臭いがすくなく，ピリピリ感がない．テープ除去後は剝がれるため再塗布が必要．	ナプキンタイプ 5枚/包 800円 スプレータイプ 28ml/本 2,000円 スティックタイプ 1ml 25本/包 3,500円 3ml 25本/包 5,000円
	スキンプレップ™（スミス・アンド・ネフューウンドマネジメント）		ナプキンタイプ 50枚/箱 5,500円 スプレータイプ 28ml/本 1,800円 スティックタイプ 50本/箱 9,500円
	リキバリア®（日東メディカル）	シアノアクリレートを主成分とし従来の被膜剤より密着した厚い被膜を形成する．0.7g1本のディスポーザブルタイプ．	25本/箱 11,900円
	リモイス® コート（アルケア）	透湿性と撥水性を両立する微粒子構造で，保護膜によるツッパリ感，ムレ感を軽減．保湿成分配合だがべたつかず，テープの貼付が可能．	30ml/本 1,680円

（2011年6月現在）

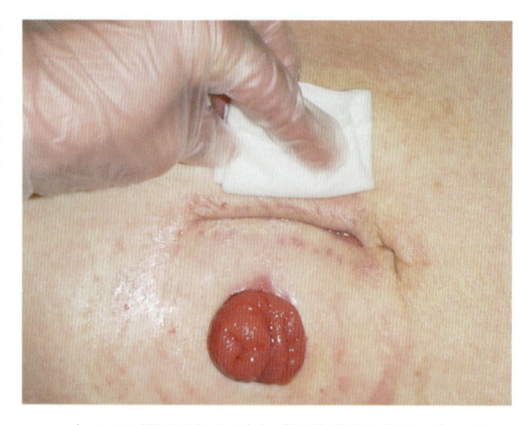

コットンに浸み込ませた保護膜形成剤（リモイス®コート）で創周囲を清拭する．

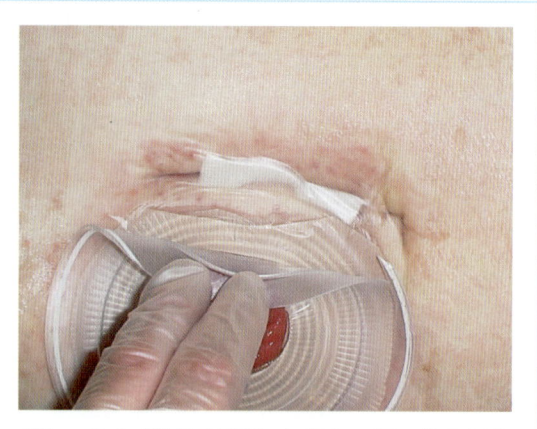

ドレッシング材を充填したあと，フィルム材を貼付する．

図11　保護膜形成剤の使用

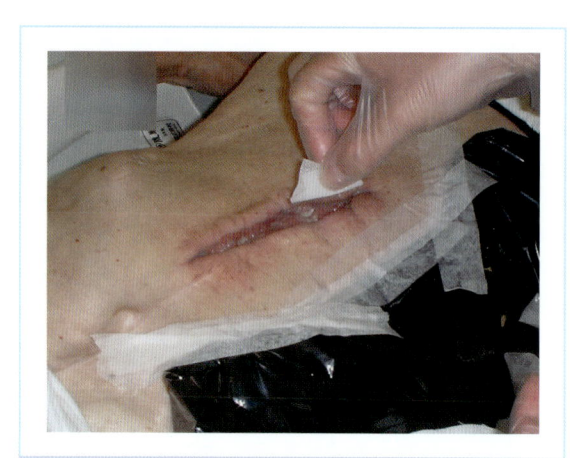

図12　皮膚被膜剤（コロプラストプレップ®）の塗布

4）ケアの実際

以下では臨床でよく遭遇する事例のケアの実際を述べる．

（1）創周囲の掻痒感，発赤，びらん

プロフィール

　イレウスによる腸管穿孔のためS状結腸ストーマ造設の緊急手術を受け，正中創は開放創で管理．創内の清浄化が進み，局所陰圧閉鎖療法を実施したが，開始2週間目より創周囲の掻痒感，疼痛が出現した（図13〜16）．

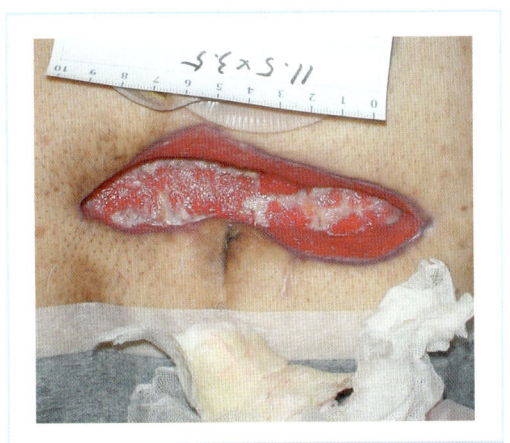

図13　局所陰圧閉鎖療法開始時

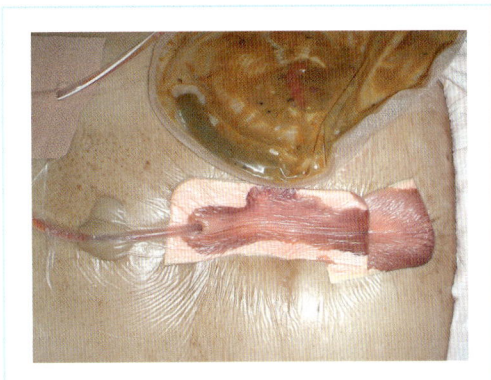

図14　創に向かって引っ張られる創周囲皮膚
陰圧かかるためフィルム材が皮膚に密着．

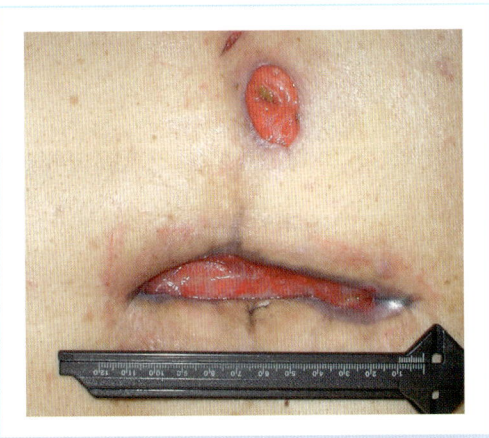

図15　フィルム材貼付部に生じた発赤とびらん

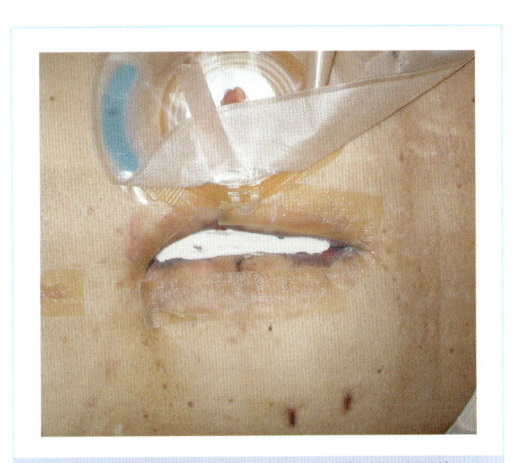

図16　創周囲をドレッシング材で保護

アセスメント

　局所陰圧閉鎖療法において創内の充填物としてポリウレタンフォーム材を使用し，粘稠な滲出液が目詰まりを起こした．そのため，滲出液を効果的に回収できず，創周囲の皮膚は滲出液で浸軟し，発赤とびらんが生じた．また，皮膚に直接フィルム材を貼付すると，陰圧をかけたときに皮膚が創に向かって引っ張られ，持続的な機械的刺激を受けることになる．

看護上の問題

　創周囲のびらん，掻痒感のため不快で現在の治療への不安につながる．

看護目標

　創周囲の皮膚の発赤とびらんが改善し，創傷の治療が安全，安楽に継続できる．

ケア計画

　患者の安楽を優先に考えて，局所陰圧閉鎖療法はいったん中止し，創周囲皮膚のびらんの改善を図った．

創周囲に薄型ハイドロコロイドドレッシング材（デュオアクティブ®ET）を貼付し，創部はストーマケア用の粉状皮膚保護剤（バリケア®パウダー）で管理した．また，毎日弱酸性洗浄剤で創と創周囲の皮膚の洗浄を行った．

評　価

創周囲のびらんは2日後に治癒した．ストーマケアと同じものを使用した創処置だったため，局所陰圧閉鎖療法は再開せず，創処置のセルフケアを習得し退院となった．

局所陰圧閉鎖療法時には予防的な創周囲の皮膚保護と創内で滲出液が貯留しないよう交換間隔の見直し，創内充塡ドレッシングの検討などが必要である（図17）．

滲出液で創周囲が浸軟する前に交換する．

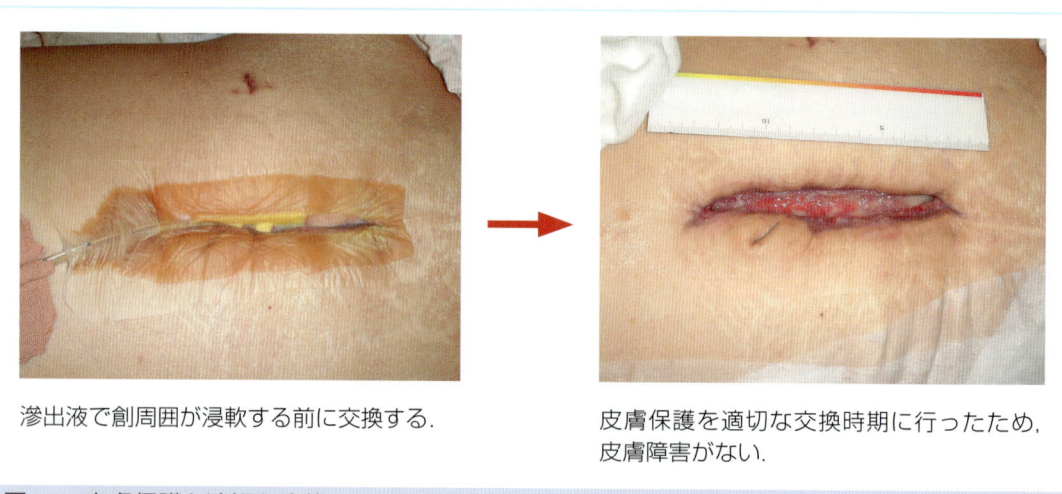

皮膚保護を適切な交換時期に行ったため，皮膚障害がない．

図17　皮膚保護と適切な交換

（2）多量の滲出液で創周囲全体が湿潤する

プロフィール

70歳代，男性．

腸間膜血栓症による汎発性腹膜炎のため双孔式回腸ストーマと下行結腸に粘液瘻造設の緊急手術を受け，正中創は開放創で管理していた．

正中創のサイズは18×7cmで，ストーマとの距離が約3cmと近い．創底は肉芽が盛りつつある．創周囲は多量の滲出液と創が乾かないよう3〜4回／日生理食塩水を創部のガーゼにかけるため常に湿っていた（図18）．

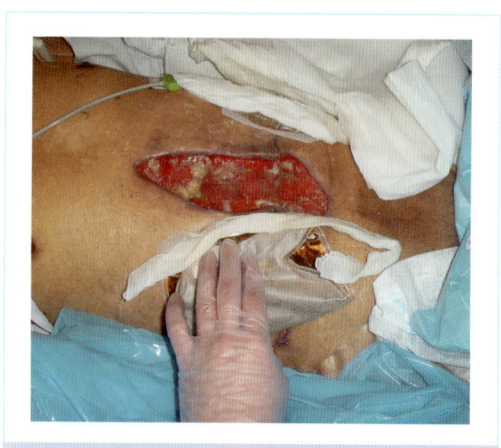

図18　ストーマと近接する開放創

4）ケアの実際

アセスメント

　高齢，ハイリスク手術のため体液の漏出が否めず，かつ創部をウェットに保つため創周囲の皮膚は常に湿り，浸軟の危険性が大きい．大きな創のため，創縁の状態を良好に保持することは今後の創傷治癒に要する時間を左右する．ストーマと正中創が近いためストーマ装具の面板が外側から溶解しやすい．感染制御のために，装具が外れて便が正中創に流入することを避けなければならない．

看護上の問題

　創内の湿潤保持と創周囲皮膚の浸軟を避け，ストーマ装具の漏れを防ぐ．

看護目標

① 創の感染や瘻孔を形成しない．
② 創周囲の皮膚が浸軟しない．
③ ストーマ装具は便が漏れる前に定期的に交換できる．

ケア計画（ケアの実際）

　創と周囲皮膚の洗浄を行ったのち，ストーマと正中創の約 3cm の間に高分子吸収体のシート

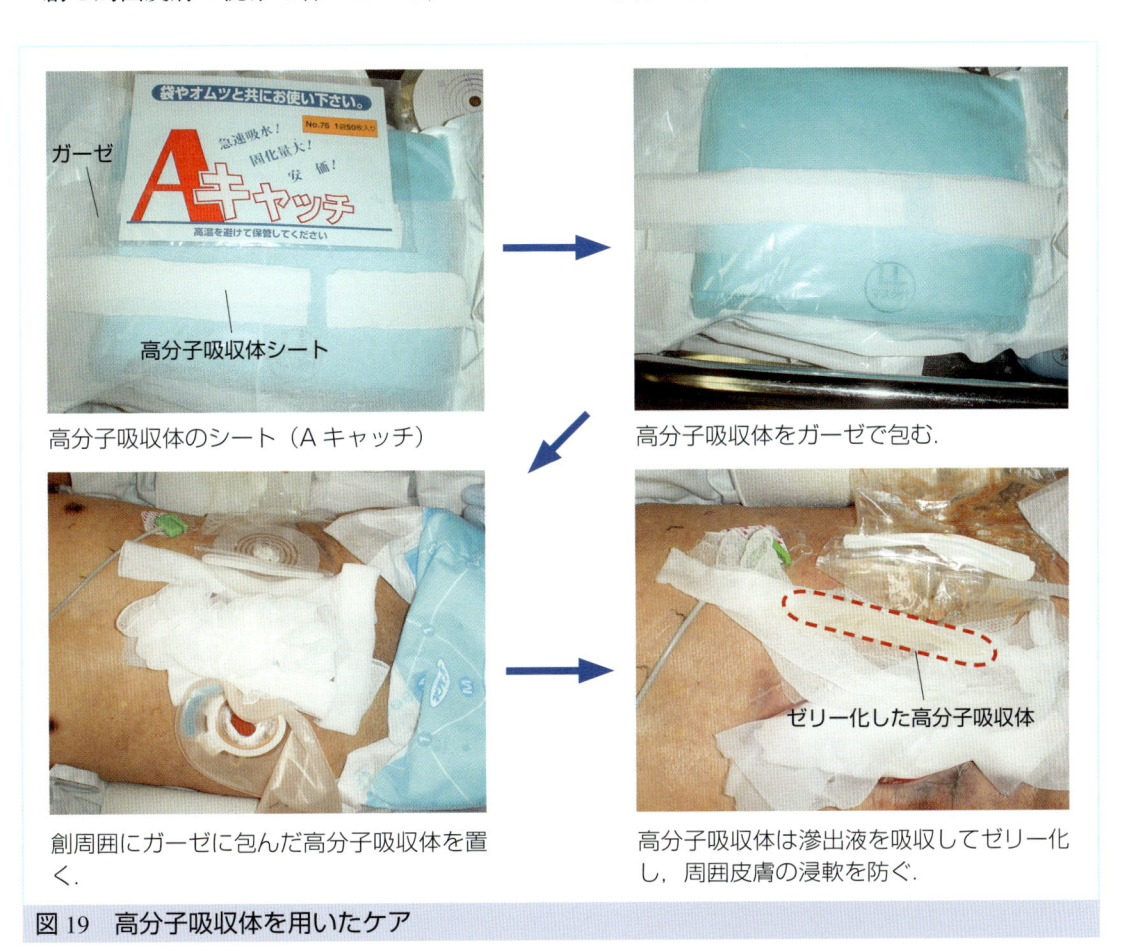

高分子吸収体のシート（Aキャッチ）

高分子吸収体をガーゼで包む．

創周囲にガーゼに包んだ高分子吸収体を置く．

高分子吸収体は滲出液を吸収してゼリー化し，周囲皮膚の浸軟を防ぐ．

図 19　高分子吸収体を用いたケア

をガーゼに包んだものを置き，面板の外側からの溶解を防いだ（図 19）．創内のウェットガーゼの上にさばいたガーゼを置き，滲出液や生理食塩水の拡散を防いだ．

評価

ストーマ装具は 4 日ごとに定期交換ができ，便漏れはなく創の感染兆候，創内瘻孔を形成することなく経過した．創周囲皮膚の浸軟も創縁の肥厚をみない程度におさまり，全身状態の回復を待って肉芽形成期のケアへ移行する準備ができた．

（3）消化液がある滲出液によるびらん

プロフィール

> 70 歳代，女性．肥満体型．
> 汎発性腹膜炎のため S 状結腸ストーマの緊急手術を受け，正中創は開放創で管理し，サイズは 25 × 7cm であった．
> 術後 10 日目に創内に瘻孔を形成し 1,500ml/日の胆汁様の消化液を含む排液，便の漏出があった．

アセスメント

開放創内に形成された瘻孔ケアには難渋することが多い．多くの場合は瘻孔用装具でのパウチングが行われる．また，大きな創になると closed suction wound drainage での管理を行う[7]．瘻孔が腸管のどの部位に形成されたかにより排液量，消化酵素による皮膚障害性が異なるため，量や性状から予測することが必要である．それに応じて創周囲の皮膚保護の方法やケアの頻度を決める．

看護上の問題

排液量，性状から小腸の瘻孔と予測された．小腸液は水様で消化酵素の活性が高いために創周囲の皮膚障害が起こる可能性が高い．また，創内にとどまる排液で創傷治癒の遅延が予想される．創傷治癒に向けて経口摂取を進めたいが，瘻孔ケアが確立していない状態では皮膚障害の苦痛が強くなると考えられた．

看護目標

創周囲の皮膚のびらんを起こすことなく排液が回収でき，創治癒が進む．

ケア計画（ケアの実際）

創サイズが大きいため創傷部と瘻孔部を分けてケアすることにした．創周囲全体にストーマケア用の板状皮膚保護剤を貼付して，創上部にはドレッシング材を充填し，瘻孔部にはパウチングを行った．

また，肥満体型であったため ADL 拡大に伴い生じた腹壁の皺の部分には用手成形皮膚保護剤を使用した（図 20）．

評 価

予防的に皮膚保護剤を貼付することにより，創周囲のびらんはわずかで済んだ．また，瘻孔部

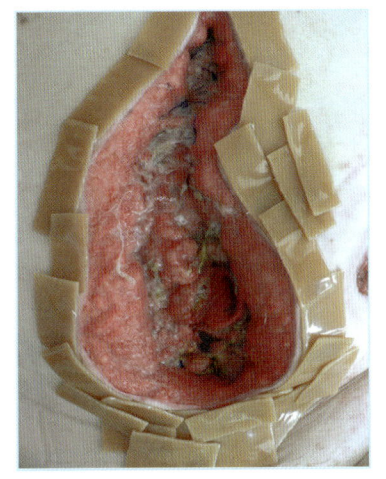

①創サイズ 25 × 7cm.
　開放創内の瘻孔から多量の排液があるため，創周囲に板状皮膚保護剤（バリケア®ウェハー）を貼付し保護する．

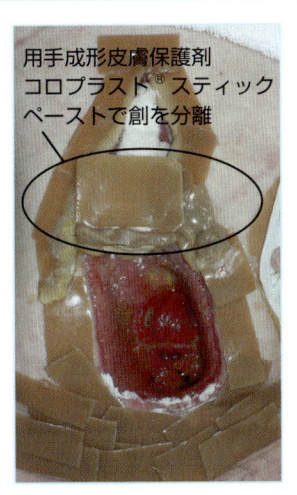

②創傷部と瘻孔部に分けてケア．
（用手成形皮膚保護剤 コロプラスト®スティックペーストで創を分離）

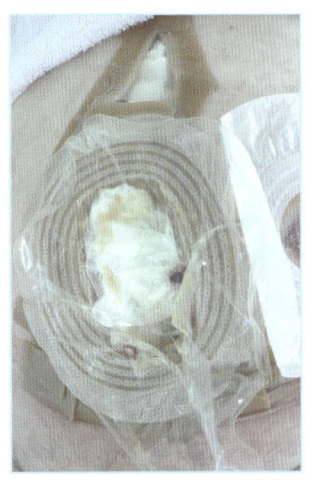

③多量の排液は瘻孔用装具（ウェルケア®ドレン L サイズ）で創周囲皮膚に付着することを防ぐ．

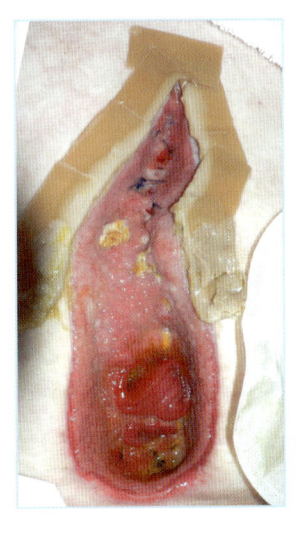

④板状皮膚保護剤は溶解した部分を交換し，創周囲のびらんを認めない．

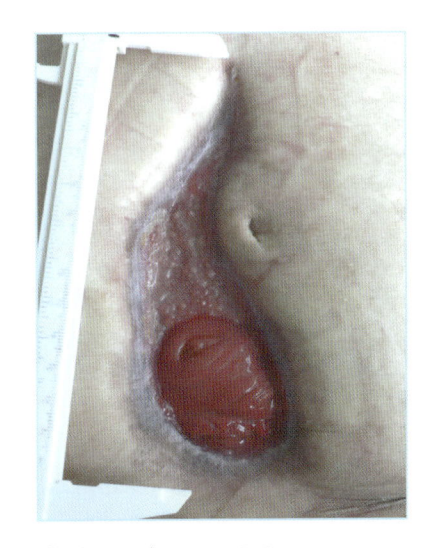

⑤創サイズ 9.5 × 3.0cm.
　約 2 カ月で約 1/3 に縮小．

図 20　開放創内に形成された瘻孔の管理例

のパウチングは定期交換が可能になり，経口摂取が開始できた．その結果，創傷部の治癒が進み，創サイズが縮小して瘻孔部のパウチングが容易になり，約2カ月でストーマケアと同じような管理ができるようになった．また，治癒後の瘢痕形成はほとんどみられなかった．

おわりに

　開放創周囲のスキンケアは創部の状態によって具体的なケア方法は多様である．そのため原疾患や感染，身体要因，創傷治癒過程のどの時期にあるか，ドレッシング貼付方法や交換時期などの情報からアセスメントし，スキンケアの方法を決定する．ケアの基本は創傷治癒が進むよう湿潤環境と隣り合わせになる開放創周囲の皮膚が乾燥し清潔であるために，確実な技術で創傷ケアを実施，スキンケア用品を使用していく．

Q&A

Q：開放創の洗浄は生理食塩水？　それとも微温湯？　何を用いるとよいか？

A：腹腔内やその他の腔や臓器との交通がある場合は生理食塩水を使用している．
また，びらんがある場合にも生理食塩水の方がしみにくいこともある．
他は可能であればシャワー浴で洗うか，微温湯を使用している．

（渡邉光子）

■文献

1) 徳永恵子：褥創のアセスメントと創管理の考え方．臨床看護，23(2)：233-240，1997．
2) 田中マキ子：創床環境調整（WBP）とDESIGNスケール．TIMEの視点による褥瘡ケア　創床環境調整理論に基づくアプローチ，大浦武彦，田中マキ子 編，pp2-16，学習研究社，2004．
3) 広部誠一：創傷治癒のメカニズムと治癒過程に応じた管理の原則．創傷管理　予防的スキンケア・褥瘡から創傷治療の実際，溝上祐子 編，pp12-31，メディカ出版，2005．
4) 市岡　滋・他：創洗浄における洗浄圧の検討．日本褥瘡学会誌，3(1)：27-31，2001．
5) 北山幸枝・他：マウス皮膚における創周囲皮膚の清潔が創傷治癒過程に及ぼす影響．日本褥瘡学会誌，7(4)：818-826，2005．
6) 石澤美保子・他：仙骨部褥瘡周囲皮膚のバリア機能およびドレッシングとの関連についての検証．日本褥瘡学会誌，9(4)：521-527，2007．
7) 澤口裕二：High output性瘻孔に対するclosed suction wound drainage法．改訂 ドレッシング　新しい創傷管理，穴澤貞夫 監修，pp225-228，へるす出版，2005．

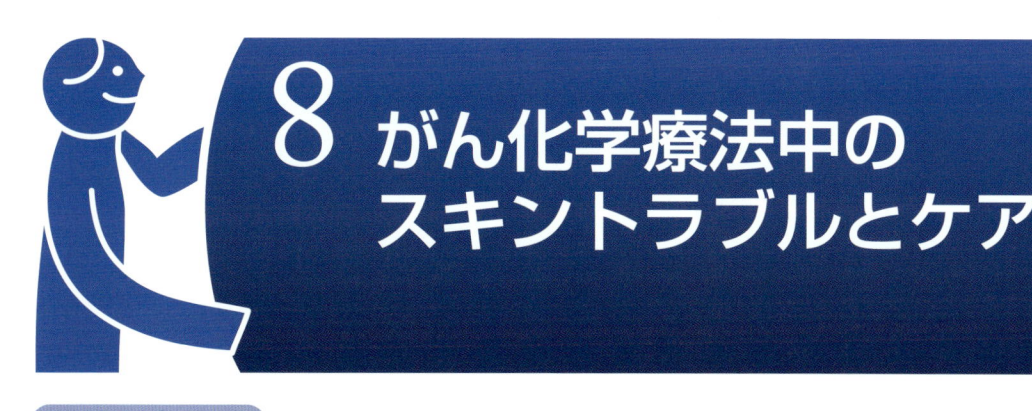

8 がん化学療法中のスキントラブルとケア

ケアのポイント

① 抗がん剤は，がん細胞だけではなく正常細胞にも作用するため，有害事象が生じる．特に細胞の分裂が盛んな骨髄，皮膚，髪の毛，爪，消化管粘膜は障害されやすい．

② 抗がん剤治療中のスキントラブルの原因として，a. 抗がん剤自体によるもの，b. 抗がん剤の有害事象による二次的なもの，c. がんの進行や病状の悪化によるもの，d. 他の治療との関連によるなどものなどがある．

③ 抗がん剤によるスキントラブルに対する確立した予防法や対策はない．基本的にはスキントラブルの状態に応じて早期から対症療法を行い，抗がん剤投与量の調整または休止し，症状の緩和を図る．

はじめに

がん化学療法に使われる抗がん剤は，がん細胞だけではなく，正常細胞にも作用するために様々な有害事象が起こる．比較的軽度で抗がん剤投与の継続が可能なものもあれば，生命に危険を及ぼすものもある．そのなかでもスキントラブルの多くは，局所的な症状にとどまり，全身的な影響が少ないことから軽視されがちである．しかし，スキントラブルの部位や程度によっては，日常生活に影響を及ぼすこともある．ここでは，血管外漏出性皮膚障害を除いたスキントラブルについて述べる．

1) がん化学療法とスキントラブル

(1) がんの治療

人の細胞は約60兆個からなり，正常な細胞の増殖は，ある一定数以上にはならないようにコントロールされている．これに対し，がん細胞は際限なく増殖するという特徴をもっている．がん細胞は，正常細胞がいくつかの遺伝子変化をきたして発生した細胞であり，身体のどこにでも生じる．また，血管，リンパ管を通って原発部位からほかの部位に転移し，そこで再び増殖する

という特徴をもっている．

　がんの治療には，外科的切除や放射線照射といった局所治療と，全身のがん細胞に対して抗がん剤を投与する全身治療がある．化学療法は，手術療法や放射線治療と併用して行われる場合もある．

　がん細胞は多様な性質をもっているために，一種類の抗がん剤だけで効果が得られるとは限らない．そのため，作用が異なるいくつかの抗がん剤を組み合わせた多剤併用療法を行うことが多い．

（2）抗がん剤の有害事象

　抗がん剤は，がん細胞だけではなく正常細胞にも作用するため，有害事象が生じる．特に細胞の分裂が盛んな骨髄，皮膚，髪の毛，爪，消化管粘膜（口，咽頭，胃，腸管など）は，障害されやすい．抗がん剤の影響を受けると，細胞数が減少し，細胞が機能不全に陥り，骨髄抑制，スキントラブル，脱毛，爪の変化，口内炎，悪心・嘔吐，下痢などが起こる．有害事象には，食事，排泄，日常生活に影響をきたすだけではなく，ときには生命に危険を及ぼすこともあるため，抗がん剤投与時には，十分な観察と早期の対策が重要である．

（3）スキントラブルの原因（表1）

　がん化学療法中にみられるスキントラブルの原因として，① 抗がん剤自体によるもの，② 抗がん剤の有害事象による二次的なもの，③ がんの進行や病状悪化によるもの，④ 他の治療との関連によるものなどがある．以下にこれらの主な特徴を述べる．

■ 表1　がん化学療法中にみられるスキントラブルの原因

抗がん剤自体によるもの
抗がん剤の有害事象による二次的なもの
がんの進行や病状悪化によるもの
他の治療との関連によるもの　　など

❶ 抗がん剤自体によるもの

　皮膚は細胞の分裂や再生が盛んなため，各種抗がん剤の作用による直接的な影響を受けやすい．皮膚を構成する細胞が障害を受けると，上皮細胞や角質層が薄くなり，正常な表皮のターンオーバーに影響をきたす．また細胞の再生が間に合わなくなり，損傷した皮膚の修復ができなくなる．その結果，皮膚の乾燥，落屑，菲薄化，色素沈着などが起こる．また，抗がん剤によるアレルギー反応もある．長期にわたって使用している薬剤でも突然アレルギー反応が生じる可能性はある．

　有害事象の発生部位は，非特異的なものと，顔面の色素沈着，光過敏症，手足に集中してスキントラブルがみられるものとがある．

❷ 抗がん剤の有害事象による二次的なもの

　抗がん剤の有害事象による二次的な障害としてスキントラブルが起こることもある．例えば，

下痢が持続している場合は，肛門周囲に紅斑やびらんが生じやすい．特にストーマ（人工肛門）を保有する場合は，水様便の持続，皮膚の落屑や掻痒などのために装具交換頻度が増えることがある．抗がん剤の影響で皮膚が脆弱化したうえ，装具の剥離刺激や便の付着が加わると，スキントラブルが生じるリスクが高まる．

口内炎や吐気・嘔吐が続くと，食事や水分の摂取不足から皮膚が乾燥して傷つきやすくなる．浮腫があると，皮膚が伸展して薄くなり，わずかな物理的刺激により損傷しやすい．好中球の減少は，損傷を受けた皮膚の感染や治癒遅延にもつながる．また，しびれや知覚低下などの末梢神経障害があると，スキントラブルの発見や対処が遅れてしまうことがある．特に，倦怠感や体力低下のために日常的な清潔ケアが行えない場合は，皮膚の清潔が保てず，掻痒，乾燥，発疹，感染などのスキントラブルにつながる．

❸ がんの進行や病状の悪化によるもの

がんの進行や病状の悪化は，全身的に様々な影響を及ぼす．栄養状態の低下，免疫機能の低下，血流障害，腹水や胸水の貯留，浮腫，黄疸などの症状がみられてくる．その結果，皮膚は脆弱化し，紫斑，水疱，びらん，潰瘍などが起こりやすく，損傷した皮膚の修復が遅延しやすい．特にがん悪液質では体脂肪や筋肉量が減少し，皮膚は極度に脆弱化してくる．

❹ 他の治療との関連によるもの

化学療法と放射線治療の併用（化学放射線療法）は，治療強度が強いため，単独治療に比べてより多くの有害事象が起こりうる．放射線治療は局所的で一定期間の治療ではあるが，化学療法との併用により，放射線照射部位の皮膚反応が強く現れたり，骨髄抑制，下痢などの全身的な有害事象が増強しやすい．また，抗がん剤の単独治療であっても，以前放射線治療を行った部位に発赤や発疹が生じることがある．この反応を放射線リコール（radiation recall；照射想起反応）という．

抗がん剤治療の支持療法として使用される薬剤が，スキントラブルに関連することもある．副腎皮質ステロイド剤の使用が長引くと皮膚の菲薄化や血管拡張などが起こる．また利尿剤の使用により脱水傾向になると皮膚が乾燥しやすい．

（4）スキントラブルが起こりやすい抗がん剤

皮膚症状の発現率が比較的高い抗がん剤，手足症候群や色素沈着などの特徴的な所見について以下に述べる．

❶ カペシタビン（ゼローダ®錠）

ゼローダは，手術不能または再発乳がんおよび結腸がんにおける術後補助療法として使用されている．

主な皮膚症状は手足症候群（hand-foot syndrome；HFS）で，国内第Ⅱ相臨床試験結果によると，発生率は76.8％，発現までの日数は，30日（5〜122日），発現までの累積投与量は81g（18〜348.6g）と報告されている[1]．ゼローダ®によるHFSは，年齢や性差などに特徴はみられないとの報告もある．そのほかの皮膚症状としては，色素沈着，皮疹，光線過敏症などがある．

〈手足症候群〉

手足症候群の好発部位は，手，足，爪の四肢末端部である．軽度のものは，紅斑，色素沈着に

終わるが，高度のものでは，疼痛を伴い，発赤，腫脹，水疱，びらんを呈する[1]．手掌や足底は，角化，落屑が著明になり，亀裂が生じ，知覚過敏，歩行困難，物がつかめないなどの症状がみられ，日常生活に支障をきたす（表2）．発生機序は不明だが，皮膚基底細胞の増殖能の阻害，エクリン汗腺からの薬剤分泌，メラニン色素の産生亢進などが原因として考えられている[1]．

手足症候群をきたす主な抗がん剤を表3にあげる．

■ 表2　手足症候群グレード判定基準

Grade	臨床領域	機能領域
1	しびれ 皮膚知覚過敏 ヒリヒリ・チクチク感 無痛性腫脹 無痛性紅斑	日常生活に制限を受けることはない症状
2	腫脹を伴う有痛性皮膚紅斑	日常生活に制限を受ける症状
3	湿性落屑 潰瘍 水疱 強い痛み	日常生活を遂行できない症状

該当する症状のGradeが両基準（臨床領域，機能領域）で一致しない場合は，より適切と判断できるGradeを採用する．
（文献10）より）

■ 表3　手足症候群が起こりやすい主な抗がん剤

一般名	商品名	略称
フルオロウラシル	5-FU®	5-FU
カペシタビン	ゼローダ®	ゼローダ
テガフール・ギメラシル・オテラシルカリウム配合剤	ティーエスワン®	TS-1
シタラビン	キロサイド®	Ara-C
塩酸ドキソルビシン	アドリアシン®	ADM，ADR，DXR
メトトレキサート	メトトレキセート®	MTX
エトポシド	ペプシド，ラステット®	VP-16
ドセタキセル	タキソテール®	DTX，TXT

❷ テガフール・ギメラシル・オテラシルカリウム（ティーエスワン®カプセル）

ティーエスワン®は，胃がん，大腸がん，頭頸部がん，非小細胞肺がん，膵臓がん，手術不能または再発乳がんの治療薬として使用されている．主な皮膚症状は，色素沈着と皮疹である．色素沈着は顔面，指先，爪，皮疹は首や手足，背部などにみられることが多い．発生率は，色素沈着は21.1%，皮疹は11.6%程度といわれている[2]．

〈色素沈着〉

　色素沈着は，顔面や手・足などの四肢末端に限局性にみられる場合と，全身性にみられる場合がある．色素沈着は，メラニン色素の産生亢進により起こるが，局所的にみられる成因はいまだ明らかではない．日光にあたる露出した部位に生じやすいとの見解もある[3]．色素沈着が起こりやすい主な抗がん剤を表4にあげる．

■ 表4　色素沈着が起こりやすい主な抗がん剤

一般名	商品名	略称
塩酸ドキソルビシン	アドリアシン®	ADM, ADR, DXR
シクロホスファミド	エンドキサン®	CPA, CPM, CY
塩酸ブレオマイシン	ブレオ®	BLM
フルオロウラシル	5-FU®	5-FU

❸ メシル酸イマチニブ（グリベック®錠）

　グリベック®は，慢性骨髄性白血病や消化管間質腫瘍の治療薬として使用されている．主な皮膚病変は，皮疹で軽症なものから広範囲に至るものまである．皮疹の発現時期は，投与開始から10〜14日目に多いが，一部は1〜2ヵ月目に認められたケースも報告されている．グリベック®による皮疹の発生機序は明確にはされていないが，皮疹の出現は用量依存性の一面があり，薬物のもつ薬理毒性が関与する可能性が考えられている．皮膚症状の出現率は，国内臨床試験において20〜40%と比較的頻度が高いと報告されている[4]．

❹ ゲフィチニブ（イレッサ®錠）

　イレッサ®は，再発性小細胞肺がんの治療薬として使用されている．主な皮膚症状は，座瘡様発疹・毛嚢炎，脂漏性皮膚炎，乾皮症・皮脂欠乏症，爪囲炎・肉芽病変が多く，その他，掻痒，指趾の亀裂，脱毛，紫斑，潰瘍などがある．皮膚症状の発現時期は，投与開始から2〜15日目で多くは2週間以内に出現するといわれている．皮膚症状の出現率は，国内臨床試験において62.7%と頻度が高い[5]．

2） スキントラブル発生時のアセスメント

（1）抗がん剤の種類と投与期間

　抗がん剤自体によるスキントラブルを予防することはできないが，症状の悪化や二次的な障害を防ぐことは可能である．特に前述したスキントラブルが起こりやすい抗がん剤のほか，下痢を起こしやすい抗がん剤（表5），放射線治療との併用によりスキントラブルが起こりやすい抗がん剤（表6）などを使用している場合は，発生リスクが高いことが予測される．また，抗がん剤は，単剤よりも多剤併用療法として行われることが多いため，様々なスキントラブルのリスクが想定される．各抗がん剤の特徴や投与期間を把握し，症状の出現時期や程度を観察しながら早め

に対策を考える．抗がん剤の種類の変更や投与期間が長期にわたる場合も注意深い観察が必要である．

皮膚症状のなかには重症例もあることを知っておかなければならない．抗がん剤によるアナフィラキシー様症状は，服用後，数日以内または数時間以内に熱傷様の水疱形成がみられる．特に生命にかかわる重篤なアレルギー反応として，皮膚粘膜眼症候群（Stevens Johnson 症候群），中毒性表皮壊死症（Lyell 症候群）がある．病状の進行が早く，多臓器障害を伴うことも多いため，早期発見と対処が必要である．

■ 表5　下痢が起こりやすい主な抗がん剤

一般名	商品名	略称
塩酸イリノテカン	カンプト®，トポテシン®	CPT-11
フルオロウラシル	5-FU®	5-FU
ドセタキセル	タキソテール®	DTX, TXT
塩酸ドキソルビシン	アドリアシン®	ADM, ADR, DXR
エトポシド	ベプシド®，ラステット®	VP-16

■ 表6　放射線皮膚炎が悪化しやすい主な抗がん剤

一般名	商品名	略称
塩酸ブレオマイシン	ブレオ®	BLM
塩酸ドキソルビシン	アドリアシン®	ADM, ADR, DXR
フルオロウラシル	5-FU®	5-FU
メトトレキサート	メトトレキセート®	MTX
アクチノマイシンD	コスメゲン®	ACT-D

（2）局所状態のアセスメント

皮膚症状には，他覚的にもわかる症状と，本人だけが感じている症状がある．色素沈着，乾燥，落屑，発疹，発赤，びらん，皮膚亀裂などは，他覚的に診断がつくが，掻痒感，ヒリヒリ感，チクチク感，痛みなどは，本人にしかわからない．

がん治療の有害事象の重症度をみるための評価基準として，2003 年にアメリカ国立がん研究所（National Cancer Institute；NCI）が公表した「Common Terminology Criteria for Adverse Events v4.0（CTCAE）」がある．わが国でも「有害事象共通用語基準 v4.0 日本語訳 JCOG/JSCO 版（2009 年）」が汎用されている[6]．それぞれの有害事象別に，重症度のスケール（Grade）が示され，軽度（Grade 1），中等度（Grade 2），高度（Grade 3），生命を脅かすまたは活動不能（Grade 4），死亡（Grade 5）の5段階に分類されている．有害事象のひとつである「皮膚および皮下組織障害」の項目から一部抜粋したものを表7に示す．

局所状態のアセスメントにおいて留意すべき点は，客観的評価の程度と患者の苦痛の程度が必ずしも一致するとは限らないことである．客観的には軽い症状とみえても患者にとっては大きな

■ 表7 皮膚および皮下組織障害（Skin and subcutaneous tissue disorders）一部抜粋

	Grade					用語の定義
	1	2	3	4	5	
皮膚乾燥	体表面積の＜10％を占めるが紅斑やそう痒は伴わない	体表面積の10-30％を占め，紅斑またはそう痒を伴う；身の回り以外の日常生活動作の制限	体表面積の＞30％を占め，そう痒を伴う；身の回りの日常生活動作の制限	―	―	鱗屑を伴った汚い皮膚；毛孔は正常だが，紙のように薄い質感の皮膚
皮膚疼痛	軽度の疼痛	中等度の疼痛；身の回り以外の日常生活動作の制限	高度の疼痛；身の回りの日常生活動作の制限			皮膚の著しく不快な感覚
手掌・足底発赤知覚不全症候群	疼痛を伴わないわずかな皮膚の変化または皮膚炎（例：紅斑，浮腫，角質増殖症）	疼痛を伴う皮膚の変化（例；角質剥離，水疱，出血，浮腫，角質増殖症）；身の回り以外の日常生活動作の制限	疼痛を伴う高度の皮膚の変化（例：角質剥離，水疱，出血，浮腫，角質増殖症）；身の回りの日常生活動作の制限		―	手掌や足底の発赤，著しい不快感，腫脹，うずき
そう痒症	軽度または限局性；局所治療を要する	激しいまたは広範囲；間欠性；掻破による皮膚の変化（例：浮腫，丘疹形成，擦過，苔癬化，滲出/痂皮）；内服治療を要する；身の回り以外の日常生活動作の制限	激しいまたは広範囲；常時；身の回りの日常生活動作や睡眠の制限；経口副腎皮質ホルモンまたは免疫抑制療法を要する			強いそう痒感
紫斑	病変部の合計が体表面積の＜10％を占める	病変部の合計が体表面積の10-30％を占める；外傷による出血	病変部の合計が体表面積の＞30％を占める；自然出血	―	―	皮膚や粘膜領域の出血．新しい病変は赤色で，古くなると通常，暗紫色を呈し，最終的に茶褐色に変化する
ざ瘡様皮疹	体表面積の＜10％を占める紅色丘疹および/または膿疱で，そう痒や圧痛の有無は問わない	体表面積の10-30％を占める紅色丘疹および/または膿疱で，そう痒や圧痛の有無は問わない；社会心理学的な影響を伴う；身の回り以外の日常生活動作の制限	体表面積の10-30％を占める紅色丘疹および/または膿疱で，そう痒や圧痛の有無は問わない；身の回りの日常生活動作の制限；経口抗菌薬を要する局所の重複感染	紅色丘疹および/または膿疱が体表のどの程度の面積を占めるかによらず，そう痒や圧痛の有無も問わないが，静注抗菌薬を要する広範囲の局所の二次感染を伴う；生命を脅かす	死亡	典型的には顔面，頭皮，胸部上部，背部に出現する紅色丘疹および膿疱
皮膚色素過剰	体表面積の＜10％を占める色素沈着；社会心理学的な影響はない	体表面積の10-30％を占める色素沈着；社会心理学的な影響を伴う	―	―	―	メラニンの過剰による皮膚色素沈着
皮膚潰瘍形成	潰瘍部の径が＜1cm；押しても消退しない浮腫や熱感を伴う紅斑	潰瘍部の径が1-2cm；真皮までの皮膚欠損；皮膚あるいは皮下組織に及ぶ損傷	潰瘍部の径が＞2cm；皮膚の全層欠損または皮下組織から筋層に及ぶ損傷または壊死	大きさを問わず皮膚の全層欠損の有無も問わない，筋，骨，支持組織に及ぶ広範囲の破壊/組織壊死/損傷を伴う潰瘍	死亡	皮膚の，ある領域の炎症性および壊死性のびらん性病変

（文献6）より）

苦痛となっていることもある．化学療法の有害事象に対する不安やおそれ，がんという病気に対する認識などから知覚や価値観には個人差がある．患者自身が感じている症状を軽視することなく，ありのままにみてアセスメントすることが大切である．

（3）全身状態のアセスメント

スキントラブルがみられた場合，年齢，疾患，栄養状態，抗がん剤以外の薬剤なども把握しておくことも大切である．加齢に伴う皮膚バリア機能の低下，皮膚疾患や糖尿病の既往，副腎皮質

ステロイド剤の長期使用などは，スキントラブルが生じやすいことを考えながら観察する．

　好中球減少に伴う易感染性や，下痢・嘔吐による微量元素や水分の不足，口内炎・吐気・嘔吐により栄養状態の低下が持続すると，スキントラブルが治癒しにくくなる．掻痒のために皮膚を掻くことで皮膚が傷ついたり，下痢が持続して肛門周囲に発赤，びらん，痛み，掻痒，灼熱感などがみられることがある．

(4) 日常生活への影響

　スキントラブルは，身体症状だけではなく，日常生活への影響や精神的ストレスにもつながる．

　局所的なスキントラブルは，直接生命を脅かすものではないために化学療法は継続されることが多い．しかし，患者にとっての苦痛は様々で，時には日常生活に支障をきたし，QOL（quality of life）が低下することにもつながる．例えば，手指の亀裂は，ほんのわずかでも，ペンを持って字を書く，箸を持って食事をする，炊事や洗濯，衣服のボタンをとめる，パソコンのキーボードを打つといった日常のちょっとした作業で痛みを感じる（図1～3）．また，足の指先や足裏の亀裂は，靴を履いたり，歩行時に加重がかかっただけでも痛みを感じる．足元に布団をかけただけでも強い痛みを感じることがある．

　ストーマを保有する場合は，ケアの主体が患者自身か家族である．装具装着面だけではなく，ストーマ袋と皮膚の接触部，ベルト着用部などもよく観察する必要がある．明らかなスキントラブルがみられなくても「最近，もれやすくなった」「かゆみが増してきた」といった症状がある場合には，「いつごろから，どのようなときに，どの部位に」などを詳しく聞き，発生までの経過を患者や家族とともに振り返る．

　スキントラブルは，ボディイメージの変化や自尊心の低下につながることもある．顔の色素沈着，皮膚の乾燥，落屑，しわが増えたことが精神的苦痛になり外出を控えてしまう人もいる．

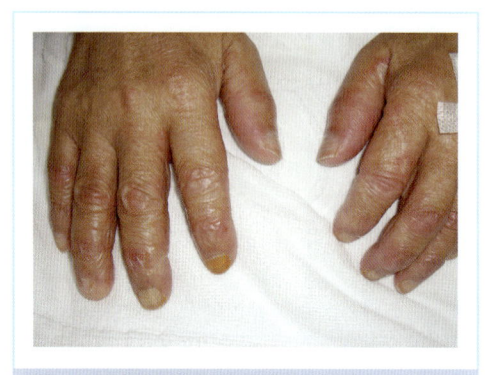

図1　手指の発赤と乾燥

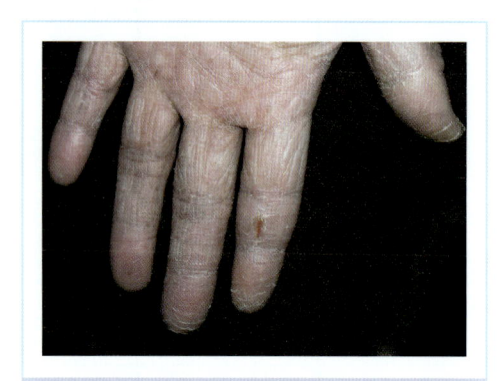

図2　手指の発赤と乾燥

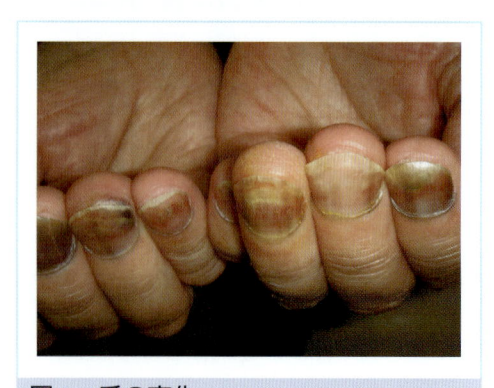

図3　爪の変化

3) スキントラブル発生時のケア

(1) 局所のケア

　抗がん剤によるスキントラブルに対する確立した予防法や対策はない．アレルギー反応には，抗ヒスタミン剤や副腎皮質ステロイド剤の内服が有効なこともあるが，通常はスキントラブルの予防として使用されることはない[7]．基本的にはスキントラブルの状態に応じて抗がん剤投与量の調整または休止し，以下のケアによって症状の緩和を図る．

❶ 乾燥・亀裂

　保湿剤や尿素含有剤を塗布する．保湿剤は，手洗い後，入浴やシャワー後，家事や炊事などの作業の前後などに1日数回塗る．

　皮膚洗浄剤は，刺激の少ない弱酸性のものを使用し，入浴・シャワーなどで皮膚の清潔を保つ．ただし，びらんや炎症を伴う場合には，洗浄剤がしみることもあるので，微温湯で流す程度にする．皮膚の状態をよく観察しながら愛護的なスキンケアを指導する．手指先の亀裂は，痛みを伴うことが多い．指先にも比較的追従しやすい薄型のドレッシング材を貼るのもひとつである（表8）．

　日常生活では木綿の手袋をつけ，厚手の靴下を着用する．炊事や洗濯などの水仕事をするときには，ゴム手袋をつけるようにする．

■ 表8　薄型の粘着性ドレッシング材

名　称	使用材料	会社名
アブソキュアー®サジカル	ハイドロコロイド	日東メディカル
テガソープ™ライトハイドロコロイドドレッシング	ハイドロコロイド	スリーエムヘルスケア
デュオアクティブ®ET	ハイドロコロイド	ブリストル・マイヤーズスクイブ コンバテック事業部
ハイドロサイト薄型®	ポリウレタンフォーム	スミス・アンド・ネフューウンドマネジメント

❷ 搔　痒

　乾燥による搔痒には，保湿剤を塗るとよい．搔痒感が強く，睡眠の妨げにもなるような場合は，止痒剤や副腎皮質ステロイドなどの外用剤，抗アレルギー剤の内服薬が処方されることもある．漢方療法として柴苓湯，小柴胡湯，柴朴湯などが有効との報告もある[8]．

　搔痒は，入浴後や夜間布団に入って身体が温まったときに増強することが多い．入浴後は清潔なタオルで水分を拭き取ったあと，10分以内に保湿剤を塗ると効果的である．ウールなどチクチクして皮膚への刺激になるような衣服は，直接皮膚に接しないようにする．下着は柔らかく刺激が少ない木綿などがよい．

❸ 手足症候群（表9, 10）

　症状別に対処方法が示されている．局所治療としては，紅斑・腫脹がある場合は，患部を冷やし，炎症があれば副腎皮質ステロイド外用剤を塗布する．亀裂・落屑は，保湿剤や副腎皮質ステロイド外用剤をこまめに塗る．水疱・びらん・潰瘍は，保湿剤と副腎皮質ステロイド外用剤を塗り，

■ 表9　手足症候群（HFS）：症状別対処方法

症状	対処法	注意点
色素沈着	処置の必要なし	日焼けは避ける
紅斑・腫脹	患部を冷やす．炎症がある場合は副腎皮質ステロイド外用剤または消炎剤の内服薬を服用する	患部を温めない
皮膚の硬化	保湿（こまめにクリームを塗る）	
亀裂（ひび割れ）	保湿剤と副腎皮質ステロイド外用剤による局所療法．亀裂部分には軟膏を厚めに塗る．患部に過度な圧力・摩擦をかけない	
落屑	軽症のうちは保湿剤のみ．有痛性の場合は保湿剤と副腎皮質ステロイド外用剤による局所療法	
水疱	有痛性の場合は保湿剤と副腎皮質ステロイド外用剤による局所療法．水疱が破れた場合にもできるだけ水疱蓋を残し，その上から副腎皮質ステロイド外用剤を塗り，冷やす	患部を温めない
びらん・潰瘍	保湿剤と副腎皮質ステロイド外用剤による局所療法．二次感染に留意しながら皮膚を清潔に保つように心がける	患部を温めない
爪の症状	変色・変形のみの場合は無処置．有痛性の場合は副腎皮質ステロイド外用剤による局所療法	

（文献1）より）

■ 表10　手足症候群（HFS）に対する使用薬剤

	種類	薬剤名
局所治療	尿素含有製剤	ウレパール® ケラチナミン® パスタロン®　など
	ヘパリン類似物質含有製剤	ヒルドイド® ヒルドイドソフト®　など
	ビタミン含有軟膏	ザーネ®（ビタミンA含有） ユベラ®（ビタミンE含有）など
	グアイアズレン含有軟膏	アズノール®
	白色ワセリン	白色ワセリン
	ステロイド外用剤 （strong以上を推奨）	デルモベート® ジフラール® アンテベート® マイザー® リンデロン®　など
全身療法	塩酸ピリドキシン （ビタミンB_6）錠	ピリドキサール®錠　など
	非ステロイド性消炎鎮痛剤 （内服）	ロキソニン® ボルタレン®　など

（文献1）より）

皮膚を清潔に保ち二次感染に留意する[1]．全身治療としては，塩酸ピリドキシン（ピリドキサール®錠），非ステロイド系消炎鎮痛剤（ロキソニン®，ボルタレン®など）が使用される[1]．いずれも対症療法であり，症状の改善や軽減は図れても，抗がん剤を再開すると症状が出現することもある．症状が改善しない場合は，抗がん剤の減量または，休薬する判断が必要である．

❹ 色素沈着

　局所ケアとして，特別な処置を行う必要はないが，審美性の問題がある．顔面の色素沈着は，お化粧である程度のカバーができる．普段使用しているものよりやや明るめの色のファンデーションを選び全体にむらなく塗る．しみやくすみを目立たなくするコンシーラーを塗ったり，ファンデーションは，リキッドタイプとパウダータイプのものを併用する．ただし，肌に合わないこともあるので注意する．色素沈着は，日光にあたるところに生じやすいともいわれているため，外出時には，帽子，サングラス，日傘などで直射日光を避ける．

❺ ストーマ周囲のスキントラブル（図4〜7）

　ストーマ装具の装着面にスキントラブルが強くみられる場合もある．びらんや滲出液を伴う

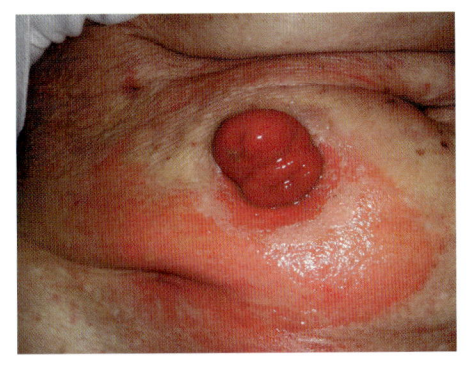

① 1,500ml/日以上の水様便が持続し，装具からの便漏れのための頻繁な装具交換により発生したイレオストミー（回腸人工肛門）周囲のびらん．

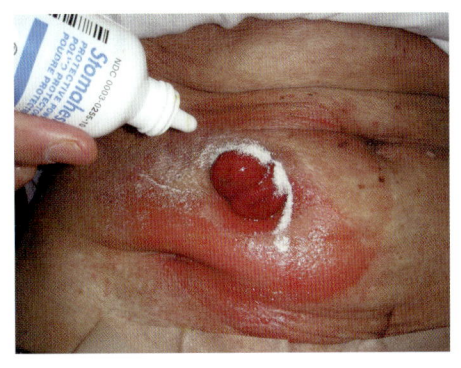

② ストーマケア用の粉状皮膚保護剤を散布．

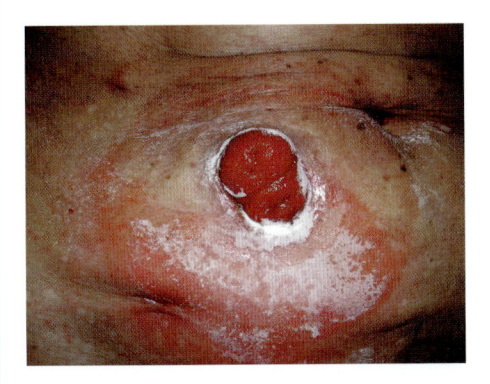

③ 健常皮膚についた粉状皮膚保護剤を軽く払う．

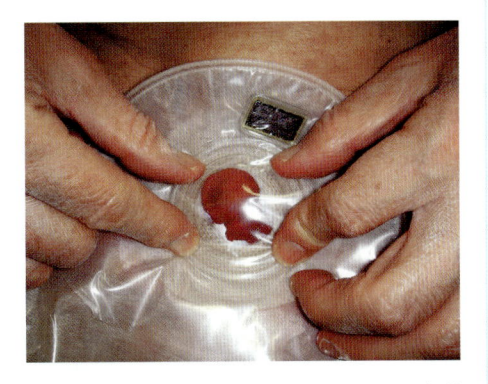

④ 面板を装着し，数分押さえてよく密着させる．

図4　がん化学療法中，多量の水様便が持続し，ストーマ周囲にスキントラブルが発生

皮疹が広範囲に及ぶと装具が剥がれやすくなり，掻痒や痛みを伴う．皮膚症状は，排泄物が付着すると悪化しやすい．スキントラブルの程度や症状に応じてスキンケアの方法，装具交換間隔，装具の種類などを再検討する．状態によっては，抗がん剤の休薬や，装具装着面に薬剤の塗布が必要なこともある．早期からストーマ外来での相談や継続的なケアが必要である．

(2) 全身管理

化学療法中は，スキントラブル以外の有害事象も起こっていることが多い．それぞれの症状への対処を行いながら水分・栄養・排泄などの全身管理にも配慮する．

吐気や嘔吐，口内炎や味覚障害などにより，栄養摂取が不足しやすい．今まで好んで食べていたものでも，「においをかぐだけでも吐き気を催す」「味が全く感じられない」「砂を食べているみたい」「酸味のあるものはしみる」といった症状により，摂取できなくなることがある．食べる量は減っていなくても，味が濃く塩辛いものが食べたくなり，食事の内容が偏り，栄養のバランスが保てていない場合もある．食事メニューは，症状や好みに応じて随時工夫し，家族の協力も得ていくことが大切である．また，経口摂取用の経腸栄養剤の中には，アルギニン，亜鉛，ビタミン，タンパク質など創傷治癒にかかわる主要な栄養素をバランスよく含んだものが食品として販売されているので，これらを利用する方法もある．味や形態は様々なので好みに応じて選択するとよい．経口摂取や経腸栄養ができない場合には経静脈栄養が必要となる[9]．

スキンケアと同時に吐気や口内炎などの症状も前述のようにコントロールして，皮膚本来の張りや潤いを保ち，皮膚の乾燥や掻痒，発疹が起こるリスクを低下させる．

また，排便のコントロールも重要である．特にイレオストミー（回腸人工肛門）を保有する人は，多量の水様便が排泄されて脱水状態に陥りやすい．止痢剤としては，塩酸ロペラミド（ロペミン®），リン酸コデイン，半夏瀉心湯，柴苓湯などが処方される[8]．下痢や嘔吐が持続して水分や電解質が不足しているときには，輸液を用いてバランスを改善する．

(3) 日常生活の援助

スキントラブルの出現やほかの有害事象とうまく付き合っていくためには患者自身のセルフケアが重要である．抗がん剤投与前には，副作用の一般的な日常生活上の注意事項を説明する．時にはリスクばかりを強調するのではなく，どのように対処すればよいのか，日常生活のなかで注意することをわかりやすく説明することが重要である．

患者や家族は，医療者から抗がん剤の治療について説明を受けるとき，驚きやおそれとともに心配や不安が先行し，十分に理解しているとは限らないし，1回の説明では，理解できないことや忘れてしまうことがある．そのため患者や家族と個別に面接して説明し，加えて注意事項や起こりやすい副作用が書かれたパンフレットを渡しておくとよい．パンフレットが手元にあると，有害事象がみられたときに患者や家族が自ら確認できる．患者向けパンフレットは，施設で独自に作成したものを用いてもよいし，製薬会社が作成したものを活用してもよい．

一見すると抗がん剤には関係ないと思われる症状で近医を受診した場合でも，抗がん剤治療中であることを医師に伝えるように説明する．この際，使用している抗がん剤の種類・量・投与期

間を書いたメモを渡しておくと，患者にも他の医療機関にもメリットがある．また，抗がん剤との併用が禁忌とされている薬剤もあるので，市販の薬剤を使用する場合にも必ず医師に相談するように伝えておくことが重要である．各種レジメンに対する患者用クリニカルパスを作成しておくと，日常生活の援助や地域連携においても有用である．

(4) 精神的サポート

化学療法は長期に及ぶことが多く，精神的サポートは特に重要である．患者は，抗がん剤の有害事象に対する苦痛や不安，治療効果への期待，がんの増悪・再発や転移に対する不安といった様々な悩みを抱えている．

抗がん剤によるスキントラブルが生じても，「副作用が強いから抗がん剤が効いている」と思い，多少の苦痛があってもがまんしてしまうことがある．しかし，抗がん剤治療においては「副作用が強いほど効果が高い」とか「副作用が少ないと十分な効果が得られない」というような因果関係は少ない．また，「抗がん剤をやめてしまったらがんが進行するのではないか」と思い，スキントラブルに気づいていても症状を訴えずに耐えながら治療を継続し，重症になってから受診することもある．

スキントラブルのために抗がん剤が休薬となっても，局所状態，全身状態の観察は継続し，日常生活面のサポートも行う．特に抗がん剤を休薬したことで「がんが進行してしまう」という不安や心配に対して傾聴していくことが大切である．

おわりに

化学療法中に起こるスキントラブルは，抗がん剤自体の影響だけではない．患者の全身状態やほかの有害事象，環境やケアなど様々な要因が絡み合っている．生命を脅かすものではないため，対症療法を行いながら治療が継続されることは多い．しかし，患者は，がんを治したいという一心から化学療法に希望をもち，無理やがまんをしてしまい，日常生活への影響，精神的ストレスや疲労を抱えていることも多い．患者や家族の心配ごとをよく聴き，理解を深めていくことが大切である．がまんをせず，無理をしないで治療を継続していけるように患者の意思決定をサポートしていくことが大切である．

本稿の作成において貴重なご指導をいただきました，北里大学医学部外科学 佐藤武郎先生に深く感謝申し上げます．

Q&A

Q：有害事象と副作用の意味は異なるのか？

A： 副作用（side effect）は，日本では「否定的な（好ましくない）」結果に用いられてきた．海外では，「肯定的な（好ましい）」と「否定的な（好ましくない）」の双方の意味をもち，日本と海外での意味が異なる．

一方，有害事象（adverse events）は，「治療や処置に際して観察される，あらゆる好ましくない意図しない徴候（臨床検査値の異常も含む），症状，疾患であり，治療や処置との因果関係は問わない」もの[6]と定義され，国内外で共通の意味をもつ．そのため最近は，学術論文や文献で副作用ではなく有害事象という言葉が用いられている．

（松原康美）

■ 文献

1) 中外製薬㈱ 編：薬価基準収載，ゼローダ錠300．結腸癌版，pp1-8，2008．
2) 西條長宏 編：ティーエスワン．抗悪性腫瘍薬マニュアル，中外医学社，pp223-227，2007．
3) 佐々木常雄 監修：脱毛・皮膚障害のケア．癌化学療法副作用対策のベスト・プラクティス，照林社，pp71-75，2007．
4) 足立舞子・他：グリベックによる薬疹．アレルギーの臨床，25(14)：1127-1130，2005．
5) 松浦浩徳・他：上皮成長因子受容体チロシンキナーゼ阻害剤（Gefitinib）による皮膚症状．アレルギーの臨床，25(2)：152-155，2005．
6) 有害事象共通用語基準 v4.0 日本語訳 JCOG/JSCO版，2009：http://www.jcog.jp
7) 渡辺 亨，飯野京子：患者の「なぜ」に答えるがん化学療法Q&A．医学書院，2003．
8) 田中哲二：抗癌剤の副作用と漢方療法．産婦の進歩，54(1)：53-58，2002．
9) 日本静脈経腸栄養学会：静脈経腸栄養ガイドライン．第2版，pp51-56，南光堂，2006．
10) Blum JL, et al：J Clin Oncol, 17：485-493, 1999.

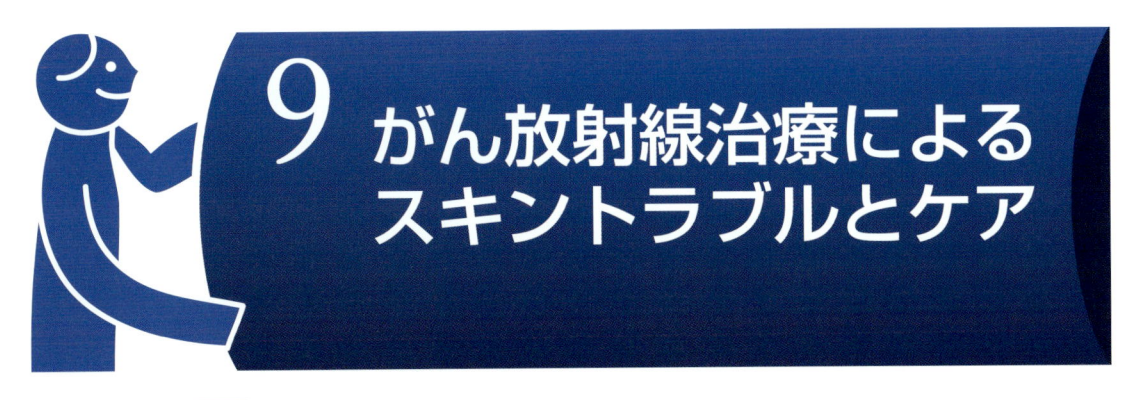

9 がん放射線治療によるスキントラブルとケア

> **ケアのポイント**
>
> ① 放射線皮膚炎（radiodermatitis）とは，放射線被曝の刺激により照射野の皮膚に炎症が生じた状態をいう．紅斑，浮腫，小水疱，びらん，潰瘍などの急性炎症症状を呈す．数年後に瘢痕，萎縮，角化，毛細血管拡張，潰瘍などの後遺症を残すこともある．
> ② 放射線皮膚炎のリスク要因として，a. 対象の要因，b. 物理的要因，c. 照射方法との関連，d. 他の治療との関連などがある．
> ③ 放射線皮膚炎は，ある程度予測でき，日常生活を注意して過ごすことで予防や症状の軽減が可能である．

はじめに

　放射線治療は，手術療法と化学療法と並ぶがんの三大治療法のひとつである．WHO（2003）によると，世界のがん患者の50%は放射線治療を受けているといわれている．わが国では25%程度だが，今後は急速に増加すると予測されている．放射線治療の効果は期待されているが，放射線宿酔，放射線皮膚炎，粘膜障害などの有害事象が起こる可能性もある．症状の出現は，治療に対する不安，日常生活への支障，治療の継続が困難になることがある．そのため放射線治療においては，予防的なケアにより有害事象を最小限にすることが重要である．

　本項では，がん放射線治療によるスキントラブルに焦点をあて，主な症状，予防，スキントラブルのアセスメントとケアについて述べる．

1）がん放射線治療による皮膚への影響

（1）放射線治療の特徴

　放射線治療は，化学療法や手術療法に比べると，身体の機能と形態を温存し，侵襲が少ない．治療目的としては，① 腫瘍の縮小・完治，② 症状緩和，③ 再発予防がある．緩和ケア領域では，

骨転移による疼痛や神経症状，脳転移による頭痛や神経症状などに行われる．

放射線治療は，放射線を腫瘍に照射することにより腫瘍細胞を死滅させる治療法である．放射線の感受性は，細胞の分裂頻度が高いほど，形態や機能が未分化なものほど高い．がん細胞は分裂が盛んで異常増殖しているため放射線の感受性が高いが，正常細胞でも皮膚，粘膜，骨髄などの細胞，小児期の成長発達段階にある細胞は，分裂が盛んなために放射線感受性は高い．

通常，治療自体は一定の期間で終わるが，治療効果はすぐに現れず数週間から数カ月を要する．また，有害事象も治療中に生じるものと，治療後数カ月から数年経ってから生じるものとがある．

（2）放射線皮膚炎

❶ 放射線皮膚炎とは

放射線皮膚炎（radiodermatitis）とは，放射線被曝の刺激により照射野の皮膚に急性・慢性炎症が生じた状態である．放射線治療の外部照射では，必ず皮膚を通過して病巣に達するため，皮膚への影響は少なからず生じる（図1）．正常な皮膚の基底細胞は，細胞分裂や再生が盛んなため放射線感受性が高い．基底細胞の増殖が抑えられると上皮細胞や角質層が減少し，皮膚は薄くなって乾燥する．すると皮膚の防御機能は低下して外的な刺激を受けやすくなる．また，皮膚表面に存在する微小血管も放射線の影響を受けやすく，血管内皮細胞の崩壊と血管の透過性が亢進して炎症や浮腫が起こる．

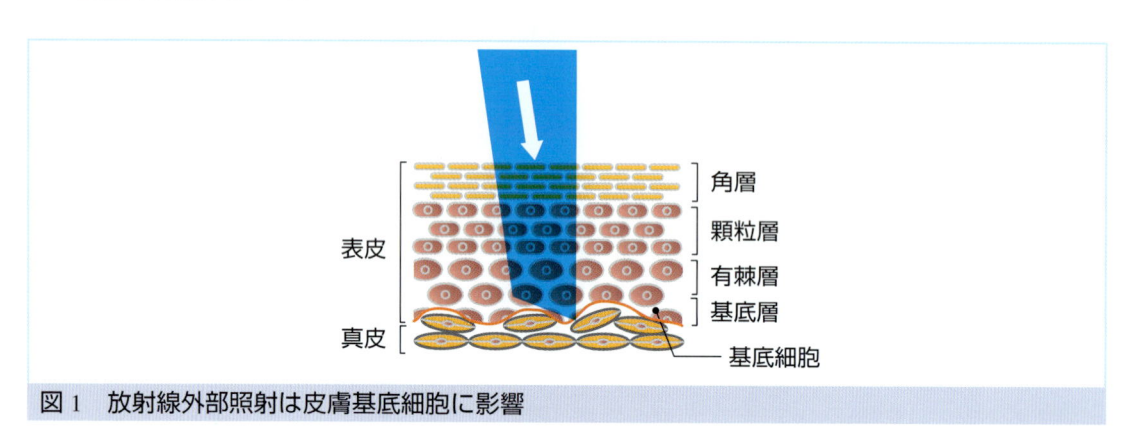

図1 放射線外部照射は皮膚基底細胞に影響

❷ 放射線皮膚炎の症状

放射線皮膚炎は，照射開始から2～3週間後に発生することが多い．放射線による皮膚反応は，線質，線量，照射回数・間隔などの条件に左右される．一定線量以下の少量ならば，一過性の紅斑のみで終わり，皮膚症状は軽減することが多い．一定の条件を超えると紅斑，浮腫，小水疱，びらん，潰瘍などの急性炎症症状を呈したり，数年後に瘢痕，萎縮，角化，毛細血管拡張，潰瘍などの後遺症を残すことがある[1]．症状の出現時期や程度は，患者の全身状態，年齢，栄養状態，皮膚疾患の有無，抗がん剤併用の有無などによっても異なる．

❸ 放射線皮膚炎のリスク要因（表1）

■ 表1　放射線皮膚炎のリスク要因

要因	主な因子
対象の要因	年齢 疾患 全身状態 栄養状態 薬剤の使用 喫煙習慣 アルコール摂取 皮膚の状態 こすれやすい，しわが生じやすい，可動性の高い部位 （頸部，腋窩，乳房下，肘窩，会陰部，大腿内側，膝窩など） 骨突起部，顔面，手術瘢痕創
物理的な要因	粘着性の皮膚保護剤・ドレッシング材などの貼付 （ストーマ装具，湿布，粘着テープなど） 金属類を含む軟膏 （亜鉛華軟膏，ゲーベン®クリームなど） 金属類を含むドレッシング材
照射方法との関連	照射回数 入射角度 照射野皮膚の形状 照射エネルギー量 照射門数
他の治療との併用 （化学療法など）	薬剤の種類 投与期間 投与量 有害事象の治療に使用する薬剤 （副腎皮質ステロイド剤，利尿剤など）

a. 対象の要因

対象の年齢，全身状態，栄養状態，疾患，薬剤の使用，喫煙習慣，皮膚の状態などにより放射線に対する皮膚反応の出現時期や程度は異なる[2]．

皮膚炎は，頸部，腋窩，乳房下，肘窩，会陰部，大腿内側，膝窩などの皮膚と皮膚がこすれやすい部位，しわが生じやすい部位，可動性の高い部位にも現れやすい．乳房が大きい場合や乳房と胸壁との境目，重なったところには散乱線があたるため皮膚炎が起こりやすい[3]（図2）．また，骨突起部，顔面，手術瘢痕創などの特定部位に起こりやすいといわれている[2]．

前面　　　後面

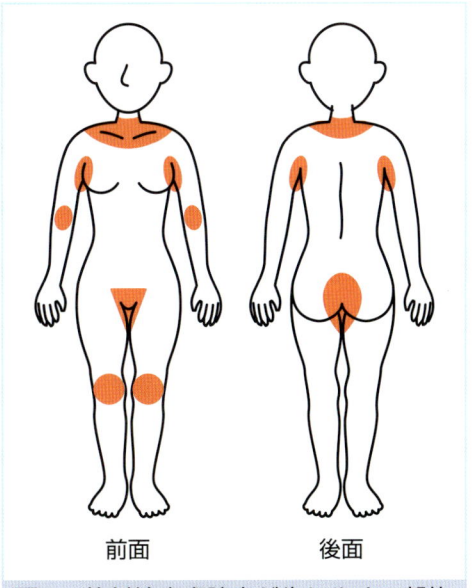

図2　放射線皮膚障害が生じやすい部位

b. 物理的な要因

ストーマ装具装着面が照射野に含まれている場合は，皮膚保護剤の剝離刺激，皮膚洗浄時の機械的刺激，排泄物の付着などの刺激が加わり，皮膚炎が起こりやすい．

金属類を含む軟膏（亜鉛華軟膏，ゲーベン®クリームなど）やドレッシング材は，散乱線を生じるため皮膚炎が起こりやすい．また，軟膏を厚く塗ると，皮膚表面線量が多くなるため放射線の影響を受けやすく，皮膚炎が発生するリスクが高まる．

c. 照射方法との関連

一般に皮膚にあたる表面線量が多くなるほど皮膚反応は強く出やすい．皮膚表面線量は，照射線量が同じであっても，照射回数，皮膚への入射角度，照射野皮膚の形状などで異なる．入射角度は，治療部位に対して垂直の角度よりも斜め角度のほうが，皮膚反応が起こりやすい[2]．また，放射線の照射エネルギー量は，高いX線よりも低いX線のほうが皮膚に対する影響が大きい（図3，4）．ただし，エネルギー量が高いX線でも，ビームの出口となる方向の皮膚炎が発生するリスクはある．照射エネルギー量は，皮膚表面から腫瘍までの深さによって異なり，身体の深部の腫瘍ほど高エネルギーのX線が使われる．例えば皮膚表面から深いところにある肝臓がんなどの場合は，6～15メガボルト程度だが，皮膚表面から浅いところにある咽喉頭がんなどの場合は，3～6メガボルト程度である[4]．

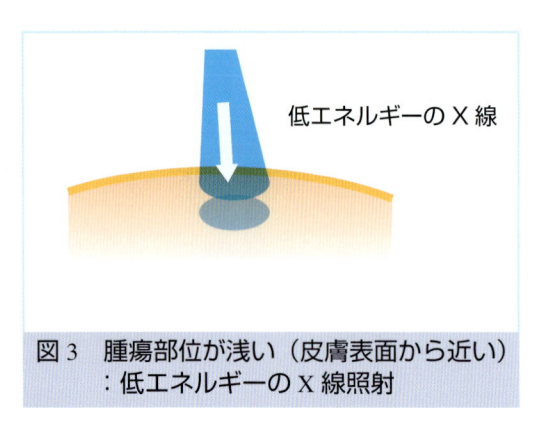

図3　腫瘍部位が浅い（皮膚表面から近い）：低エネルギーのX線照射

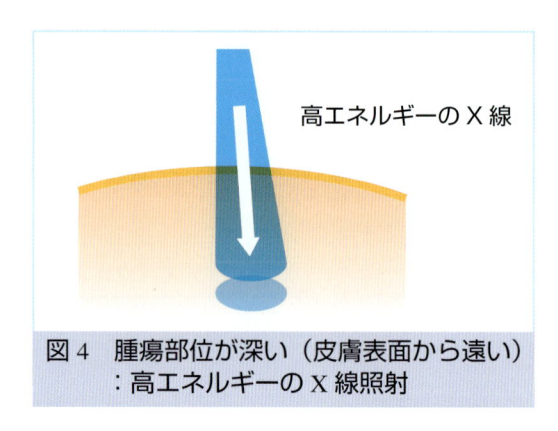

図4　腫瘍部位が深い（皮膚表面から遠い）：高エネルギーのX線照射

照射方法は，多門照射に比べて1門照射や対向2門照射など門数が少ないほうが，皮膚炎が起こりやすい．多門照射は，放射線ビームの本数を増やすことによって，腫瘍への線量を減らすことなく，正常組織への影響が分散される．食道がんなどは対向2門照射，直腸がんなどは前後左右からの4門照射である（図5）

図5 外部照射の照射方法（例）

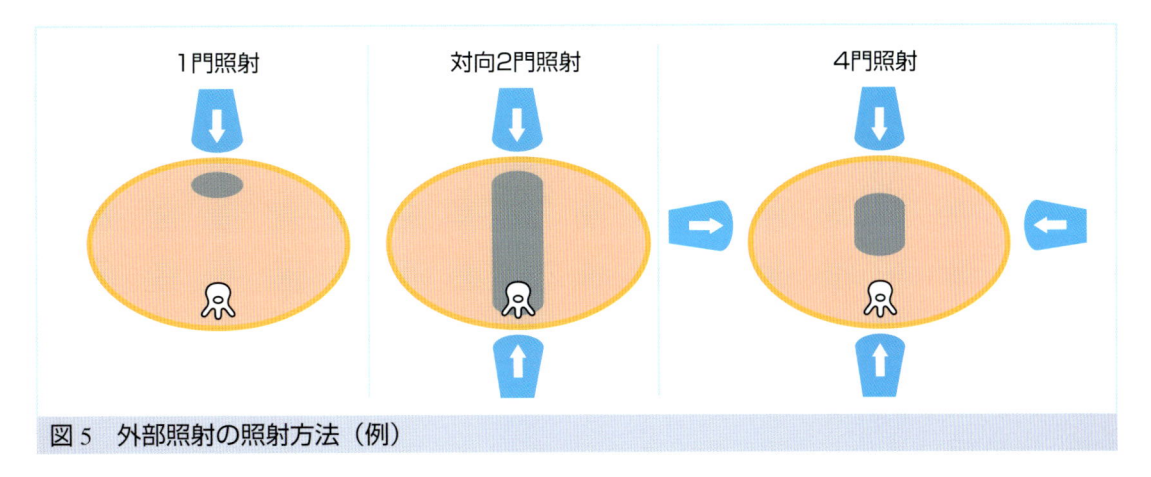

d. 化学療法との関連

放射線治療と化学療法を併用する化学放射線療法は，治療成績が良好な反面，放射線単独治療に比べて様々な有害事象が生じやすい．抗がん剤のなかには，薬剤投与後1週間以内に放射線照射を同時に行うと，放射線の効果を強めるものがある（表2）[5]．色素沈着も化学療法を併用すると増強し，回復には時間を要する（図6）．

また，抗がん剤の投与によって，以前に放射線照射を受けた部位に再び皮膚炎が生じることがある．これを放射線リコール（radiation recall；照射想起反応）という．

■ 表2　放射線増強作用のある抗がん剤

一般名	商品名	略称
塩酸ブレオマイシン	ブレオ®	BLM
塩酸ドキソルビシン	アドリアシン®	ADM，ADR，DXR
フルオロウラシル	5-FU®	5-FU
メトトレキサート	メトトレキセート®	MTX
アクチノマイシンD	コスメゲン®	ACT-D

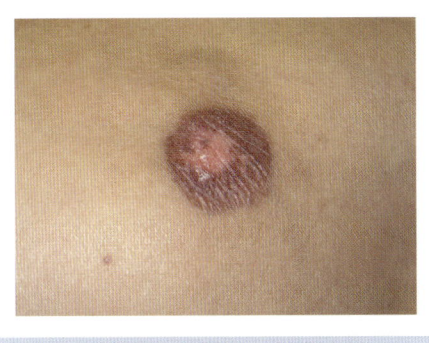

放射線治療後，3カ月．直腸がん，大転子部．

図6　放射線治療部位の色素沈着

2) 放射線皮膚炎の予防 (表3 p122)

(1) セルフケアの必要性

　放射線皮膚炎の発生は，照射部位，照射線量，照射方法などにより，発生部位，発生時期など，ある程度は予測できる．そして，日常生活に注意して過ごすことで放射線皮膚炎の発生を予防したり，症状を早期に発見して対処すれば悪化を防ぐことができる．治療を完遂することができれば患者の闘病意欲や達成感にもつながる．日常生活における予防的なケアは患者自身が行うことなので，治療前からセルフケアの必要性について十分に説明しておく．

　スキンケアに関することとしては，① 治療中に生じる可能性がある皮膚症状と発生しやすい時期，② 放射線皮膚炎の発生を予防するためのスキンケアと日常生活における注意点，③ 放射線皮膚炎発生時の対処方法などがある．患者が知りたい情報や必要な情報を提供するとともに，放射線皮膚炎がどうして生じるのか，どのようなケアが必要なのか，ケアを行う根拠をわかりやすく説明する．説明は，治療前だけではなく，患者の状態，認識，理解度，日常生活をみながら治療中から治療後まで継続的にサポートしていく．また，症状が軽いからと放置したり，市販の軟膏を使用したり，がまんしないように伝え，患者自身が正しい知識をもって実践していけるように援助する．

(2) 照射部位の刺激を避ける

　予防的スキンケアのポイントは，"照射部位とその周囲皮膚への刺激を避けること"である．治療中は，皮膚の防御機能が低下して外的刺激による損傷を受けやすい．摩擦や圧迫などの物理的刺激，刺激性の強い洗浄剤や化粧品などの化学的刺激，熱い湯などの温熱刺激，太陽光線などから皮膚を保護する．

　日常生活に合わせて具体的に説明する．皮膚が乾燥して搔痒感が増すが，こすったり掻いたりしないこと，爪は短く切り，やすりで滑らかにしておくこと，ナイロンタワシや垢すりでこすらないことを説明する．照射野に直接触れる衣類にも配慮する．ウールや毛の長い下着，マフラーなどは，刺激になり搔痒が増す原因になりうる．治療中は，照射野をきつく締め付けるブラジャーやコルセット，糊のきいたワイシャツや襟後ろのタグなどの摩擦によってスキントラブルが生じる可能性がある（図7〜10）．その他，照射部位に絆創膏や湿布類は貼らないこと，直射日光やドライヤーを避けること，長時間の圧迫を避けることなどにも留意する．冬季には，電気あんか，湯たんぽ，携帯用カイロなどを照射

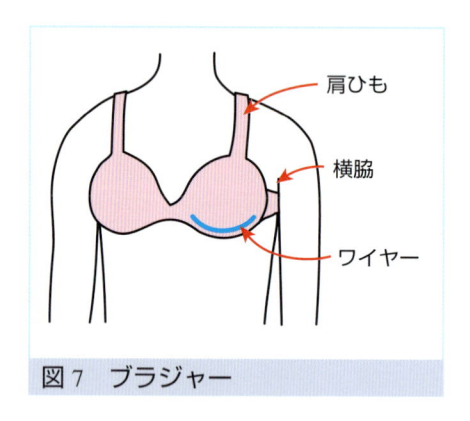

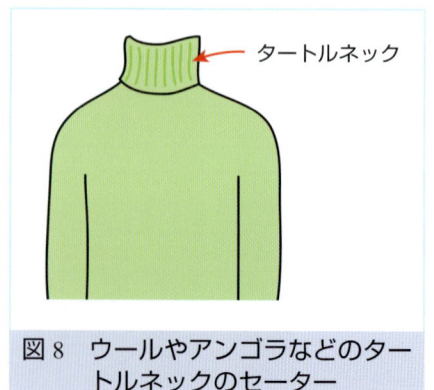

図7　ブラジャー

図8　ウールやアンゴラなどのタートルネックのセーター

図9　糊のきいたシャツ

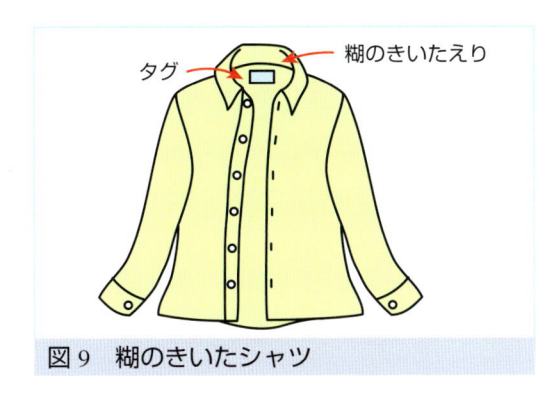

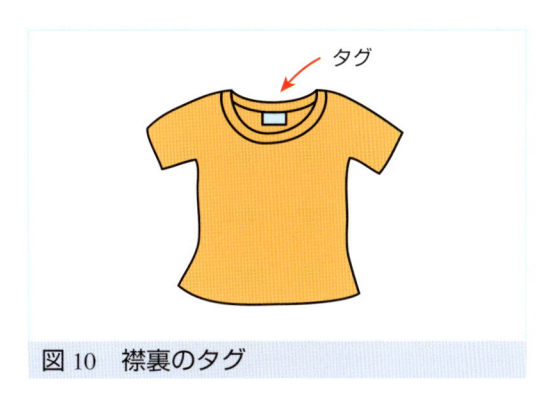

図10　襟裏のタグ

部位に直接あてると皮膚炎の症状が強まるので避ける.
　骨盤内臓器に照射する場合,照射前に排便を済ませて直腸を空にしておいたほうが腸管粘膜への刺激が少ない.ストーマや瘻孔があり,装具を装着している場合は,照射時に毎回剝がす必要はない.むしろ毎日装具を貼り換えることで剝離刺激が加わり,脆弱な皮膚を損傷する可能性がある.ストーマ装具を装着している場合は,袋内の排泄物を空にして袋を折り畳んでコンパクトにした状態で照射を受け,皮膚への影響を軽減する(図11).

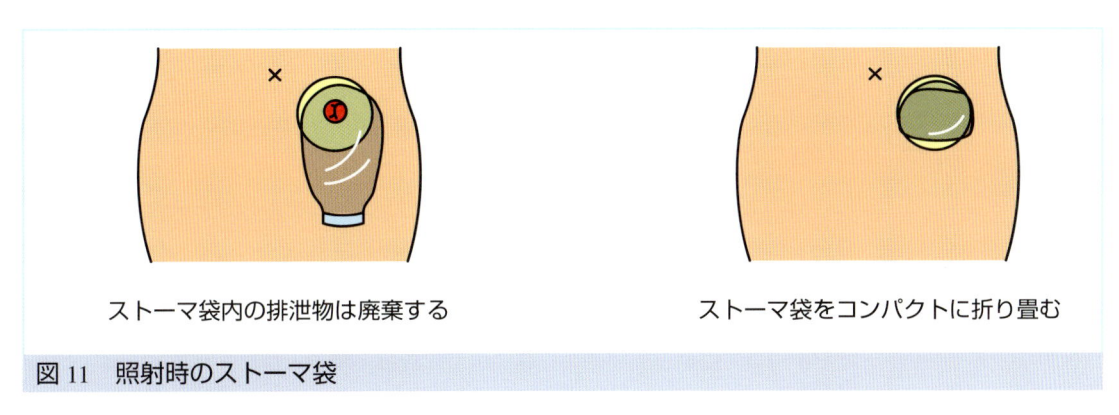

ストーマ袋内の排泄物は廃棄する　　　　　　ストーマ袋をコンパクトに折り畳む

図11　照射時のストーマ袋

(3) 皮膚の清潔を保つ

　照射中でもシャワーや入浴は,可能である.特に皮膚が乾燥して落屑が認められる場合には,皮膚の清潔を保ち,保湿効果や爽快感,搔痒感の軽減にもなる.照射野は,低刺激性の皮膚洗浄剤を使用し,手のひらで優しく洗う.頭部に照射している場合は,医師に確認したうえで水で薄めたシャンプーを使い,爪を立てずに洗い,ぬるま湯で洗い流す.
　陰部や肛門に照射している場合は,排泄後に硬い紙で拭かない.下痢をしている場合は肛門部を拭く回数が増えて,脆弱化した皮膚に刺激が加わりやすいので,肛門洗浄器(ウォシュレット)やシャワーで肛門部を洗い流し,柔らかいトイレットペーパーで押さえるようにして水気をとる.
　肛門周囲,会陰部,そけい部,腋窩,頸部などしわやくぼみが生じやすい部分は,便・尿・汗などの排泄物が付着しやすく,湿潤や摩擦が生じやすい.また,普段は自分で見にくい部位でもある.清潔が保てないと感染の併発,皮膚炎の悪化や治癒遅延につながることがあるのでより丁寧なスキンケアと観察が必要である.

(4) スキンケアの継続

予防的なスキンケアは，治療中に皮膚障害がみられなくても，治療後2～4週間くらいは継続する必要がある．治療開始直後は，説明された注意事項を1つひとつ確認しながら実施できても，数週間経過すると面倒になったり，うっかり忘れてしまいケアが継続できていないことがある．治療中は，予防的ケアがきちんと実施できているかを患者とともに再確認する．実際の生活では，個々に応じて追加の説明が必要なこともある．患者が困っていること，わからないこと，不快に感じていることなど，個々の生活に着目しながら相談にのり，アドバイスする．

■ 表3 放射線治療中の予防的スキンケア

項目	主な内容
スキンケアについての説明	・放射線皮膚炎の発生時期，症状 ・放射線皮膚炎を予防するためのスキンケアと日常生活における注意点 ・放射線皮膚炎発生時の対処方法 ・患者や家族への情報提供 ・治療前・治療中・治療後の相談窓口
照射部位の刺激を避ける	・医師から許可された軟膏やクリーム，化粧品以外は使用しない ・照射部位に香水，オーデコロンを使用しない ・照射部位に絆創膏や湿布類を貼らない ・低刺激性の皮膚洗浄剤を使用する ・入浴やシャワーはぬるめの湯にする ・治療中は，温泉，プール，サウナ，岩盤浴，マッサージ，あんまなどを避ける ・照射部位はこすったり，掻いたりしない ・爪は短く切り，滑らかにしておく ・ナイロンタワシや垢すりでこすらない ・照射部位のひげは，カミソリでなく，電気シェーバーを軽くあてて剃る ・頭部に照射している場合，ブラシやくしで地肌をこすらない．ヘアトニック，育毛剤などの使用を避ける ・照射部位へのドライヤーは避ける ・衣類は，ゆったりとした綿素材のものにする ・照射部位は，直射日光があたらないように衣服・帽子・サングラス・日傘などで保護する ・照射部位に電気あんか，湯たんぽ，携帯用カイロなどを直接あてない ・ストーマ装具を装着している場合は，照射時に毎回剥がす必要はない ・ストーマ装具を装着している場合は，治療前に袋内の排泄物を空にして袋をコンパクトに折り畳んでおく ・照射部位の長時間圧迫を避ける ・長時間の臥床や座位時には，体圧分散マットレスを使用する ・自力で動けない患者を介助するときは，皮膚の摩擦やずれが生じないように身体を持ち上げて移動や体位調整を行う
皮膚の清潔を保つ	・体調をみながら可能であれば治療中もシャワーや入浴を行う ・低刺激性の皮膚洗浄剤を手のひらで泡立てて優しく丁寧に洗う． ・頭部に照射している場合は，爪を立てずに洗う ・会陰部は，肛門洗浄器（ウォシュレット），シャワー，座浴などで清潔を保つ
スキンケアの継続	・予防的ケアが実施できているかを患者とともに確認する ・個々の生活に応じて追加説明を行う ・予防的なスキンケアは，治療後2～4週間は継続する

3）放射線皮膚炎発生時のアセスメント

（1）局所状態のアセスメント

　一般的に除痛や止血などを目的とした放射線治療の場合は，10～30Gy 程度の少ない線量で効果が得られることが多いため，皮膚反応はほとんど出現しない．しかし，根治的治療を目的とした場合には，それ以上の線量が投与されるため，急性炎症症状が出現しやすい．

　がん治療の有害事象の重症度をみる共通の評価基準として「有害事象共通用語基準 v4.0 日本語訳 JCOG/JSCO 版（2009 年）」のなかにも放射線皮膚炎が提示されている（表4）[6]．最近では照射技術の進歩と予防的ケアにより潰瘍や壊死に至ることは少ない．

■ 表4　放射線性皮膚炎（Dermatitis radiation）

Grade				
1	2	3	4	5
わずかな紅斑や乾性落屑	中等度から高度の紅斑；まだらな湿性落屑，ただし，ほとんどが皺や襞に限局している；中等度の浮腫	皺や襞以外の部位の湿性落屑；軽度の外傷や摩擦により出血する	生命を脅かす；皮膚全層の壊死や潰瘍；病変部より自然に出血する；皮膚移植を要する	死亡

　照射方法により，皮膚に数カ所のマーキングが付けられる．照射時期や照射量との関連を考えながら，マーキング部位とその周囲皮膚の状態を毎日観察し，スキントラブルの発生部位，範囲，程度をアセスメントする．

　局所の症状の観察は，自覚症状と他覚症状を合わせてみる．自覚症状としては，搔痒感，灼熱感，痛み，腫れ感などがある．これらは，本人だけが感じ，個人によって表現の仕方は様々である．他覚的には明らかな症状がみられなくても搔痒や痛みは日常生活に大きな支障をきたす．また，精神的な悩みにもつながることを考えながら局所状態をアセスメントする．

（2）全身状態のアセスメント

　治療中は，放射線皮膚炎だけではなく，他の有害事象も生じていることが多い．倦怠感や脱力感のために清潔ケアが行えない場合もあれば，骨髄抑制による好中球減少や血小板減少により感染，出血傾向，紫斑が起こりやすくなっている場合もある．下痢が持続すれば肛門周囲にびらんが生じ，排便時に激しい痛みを伴う．また脱水に陥り皮膚の乾燥が進むことも予測される．

　抗がん剤を併用している場合は，特に皮膚・粘膜障害が起こるリスクが高いため，抗がん剤の種類や投与期間との関連については特に考慮する必要がある．

　二次的な障害により，皮膚炎が悪化することもある．搔痒のために搔いて水疱が破れ，びらんが拡がることがある．皮膚炎が起こった部分を保護するためにあてたガーゼを剝がすときに水疱

が破れてびらんが拡大すると，出血や痛みを伴う．また，粘着テープを貼付した部位にも水疱やびらんが生じやすい．

局所の状態をよく観察したうえで，皮膚炎以外の有害事象の影響，ケアの状況，他の治療との関連などをみながら全身状態をアセスメントする．

(3) 日常生活への影響

放射線皮膚炎は，程度や発生部位によっては日常生活にも支障をきたす．例えば，肛門周囲にびらんが発生すると，下着やパットが擦れて，痛みやかゆみ現れる．さらに下痢を伴うと，排便時に激しい痛みが生じ，外出すら不安になってしまうことがある．また，放射線照射後に生じた色素沈着，皮膚の萎縮やひきつれは，ボディイメージの変化をきたし，羞恥心や悩みにもつながる．放射線皮膚炎が発生した場合は，局所の洗浄，軟膏やドレッシング材の使用など新たなケアが必要になってくる．患者の状態，ケアや処置の方法，皮膚炎の部位により，セルフケアのサポートについても考慮する．皮膚炎が発生したことによる日常生活への影響をみていく必要がある．

4）放射線皮膚炎発生時のケア

(1) 局所ケア

食道がん照射中の局所ケアの手順と経過を一例として図12に示した．

❶ 局所の洗浄

洗浄の目的は，局所の清潔を保ち，皮膚炎の悪化や感染を予防することである．皮膚洗浄剤は，弱酸性で低刺激性のものが望ましい．こすらないように手指でやさしく洗い，洗浄剤が皮膚に残らないように十分に洗い流す．洗浄後は清潔なタオルで皮膚を押さえるようにして水分を取る．

ただし，炎症やびらんがある場合は，洗浄時に痛みが生じる場合もある．皮膚洗浄剤が創部に入らないように注意し，強い水圧をかけずぬるめの水道水を用いる．水道水で痛みを伴うときは，生理食塩水にすると痛みが軽減する場合もある．

❷ 皮膚症状に対するケア（表5 p126）

a. 紅斑

紅斑に対しては，局所の清潔保持と表皮バリア機能の保護が必要である．低刺激性の皮膚洗浄剤を用いてこすらないように洗う．洗浄剤は皮膚に残らないようにシャワーで十分に洗い流す．紅斑のみの場合は，アズレン（アズノール®軟膏）やアロエ成分含有のクリーム，ローションなどが使用される．灼熱感を伴う部位には，氷嚢やアイスノン食品用の小さな保冷剤をハンカチで包んで冷罨法をするとよい．特に頭頸部の場合は，照射量が多く，皮膚炎が起こりやすいため照射直後30分くらいアイスノンで冷やすと効果的である[7]．

b. 乾燥・落屑

乾燥に対しては，保湿と保護が重要である．乾燥して落屑が多い場合は，毎日，シャワーなどで身体を洗い下着を交換して清潔を保ち，局所感染の予防に努める．また，保湿成分を含む皮膚

4）放射線皮膚炎発生時のケア　125

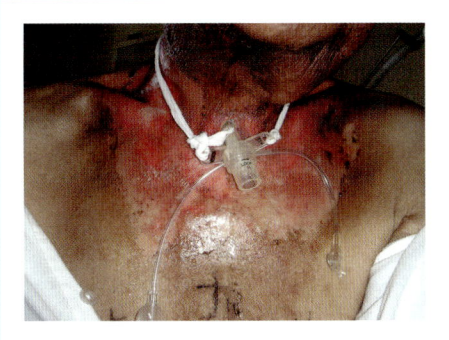

① 放射線治療開始後，2週間．頸部全体にわたるびらんが発生．

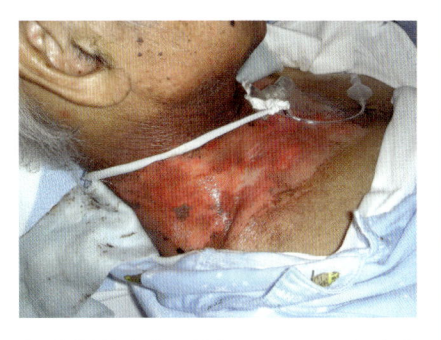

② 放射線治療開始後，2週間．滲出液と痛みを伴う．

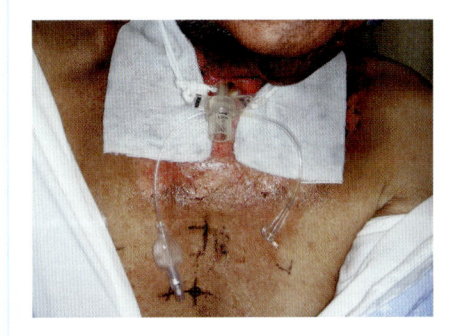

③ a. 生理食塩水にて洗浄
　b. リント布にリンデロン®VG軟膏（表皮剥離部），アズノール®軟膏（発赤部）に塗る．
　c. 軟膏を塗ったリント布を患部にあてる．

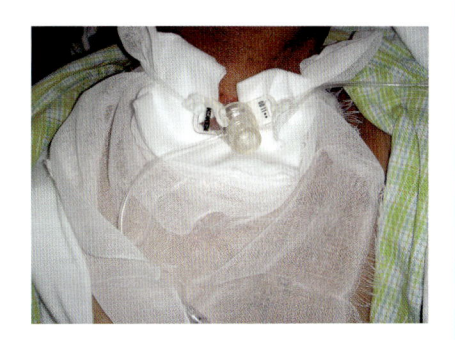

④ ガーゼを前掛けのようにして覆う（粘着テープは使用しない）．
⑤ 局所ケアは，照射後と就寝前の2回/日行う．

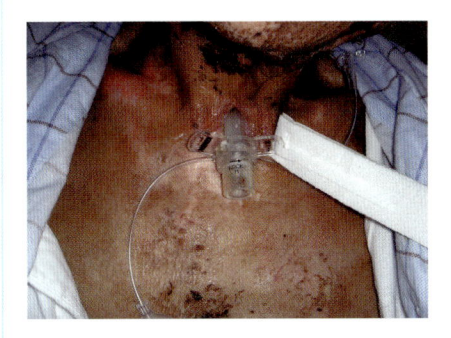

⑥ 局所ケア開始後，2週間．びらん部は上皮化．

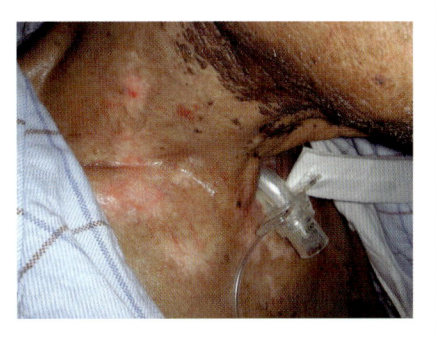

⑦ 放射線治療開始後，4週間で治療終了．

図12　食道がん照射中の局所ケア

9. がん放射線治療によるスキントラブルとケア

■ 表5 皮膚症状に対するケア

主な症状	対策例
紅　斑	・低刺激性・弱酸性の皮膚洗浄剤を使用 ・こすらないように洗う ・皮膚洗浄剤は皮膚に残らないように十分に洗い流す ・アズレン（アズノール®軟膏） ・アロエ成分含有のクリームやローション ・灼熱感がある場合，氷嚢，アイスノン，食品用の小さな保冷剤などによる冷罨法
乾燥・落屑	・毎日，シャワーなどで身体を洗い，下着を交換して清潔を保つ ・保湿成分を含む皮膚洗浄剤の使用 ・スキンケア後，保湿クリームやローションを塗布 ・爪は常に短く切り，滑らかにしておく
掻　痒	・皮膚の乾燥を防ぐケアも同時に行う ・シャワーや入浴はぬるめの湯にする ・衣類は，きつく締め付けない，刺激が少ない綿素材のものにする ・爪は常に短く切り，滑らかにしておく ・衣服の上から氷嚢，アイスノン，食品用の小さな保冷剤などで冷す ・他者との交流，ヨーガ，手芸など集中してできることを行い，気分転換を図る ・ジフェンヒドラミン（レスタミン®軟膏，レスタミン®コーワ軟膏） ・副腎皮質ステロイド外用剤 ・鎮痒剤の内服
水疱・びらん	・水疱やびらん部をこすらない ・ドレッシング材の種類・使用は，局所状態により十分に考慮 ・副腎皮質ステロイド外用剤（リンデロン®軟膏など） ・軟膏は照射後あるいは入浴後，就寝前など1〜2回/日塗布
潰　瘍	・非粘着性ドレッシング材 ・各種抗潰瘍剤の軟膏 ・治療中は金属を含む酸化亜鉛（亜鉛華軟膏），スルファジアジン銀（ゲーベン®クリーム）など軟膏やドレッシング材は使用しない ・症状の悪化，患者の苦痛を考慮し照射の一時中止について検討

注）スキントラブル発生時の対処方法は，必ず放射線科医師や主治医に相談・確認したうえで実施する．

洗浄剤を使い，保湿剤を塗って乾燥を防ぐ．シャワーや入浴のあと，まだ皮膚が少し湿っている状態で塗ると効果的である．乾燥や落屑があると掻痒感にもつながるので皮膚の保湿と保護に努める．

c. 掻　痒

耐え難い掻痒感があれば，医師に相談して鎮痒剤の内服薬や軟膏を使用する．ジフェンヒドラミン（レスタミン®軟膏，レスタミン®コーワ軟膏），副腎皮質ステロイド外用剤が効果的といわれている．また，皮膚が乾燥して掻痒感がある場合は，保湿成分を含む皮膚洗浄剤を使い，スキンケアのあとに保湿剤を塗って乾燥を防ぐ．

掻痒感が強いときには，症状緩和を図るとともに掻破による皮膚損傷を回避する．室内の湿度や温度，微温湯のシャワー，衣服や寝具の選択などに配慮し，爪は伸ばさず短く切って滑らかにしておく．掻痒は，衣服の上から氷嚢やアイスノンなどで冷やすと効果的なこともあるが，冷やしすぎないようにする．

また，他者との交流，ヨーガや手芸など集中してできることを行っている間は，症状が軽減することもある．

d. 水疱・びらん

水疱には，ポリウレタンフィルムドレッシング材，びらんには，ハイドロコロイドドレッシング材などが使用されることが多い．しかし，放射線皮膚炎の場合は，症状の進行が予測されることもあるので注意が必要である．特に治療中は，水疱が融合して大きくなり自然に破れたり，びらん部の滲出液が増えてドレッシング材を毎日交換しなければならないことがある．ドレッシング材を使用する場合は，局所状態を十分に観察し，放射線医師と相談して適切なものを選択する．

水疱やびらんに対する軟膏としては，副腎皮質ステロイド外用剤（リンデロン®軟膏など）が用いられる．軟膏は，照射後あるいは入浴後，就寝前など1～2回/日程度塗布する．軟膏は，必ず医師の診察・処方を受ける必要がある．

e. 潰 瘍

潰瘍に対しては，非粘着性ドレッシング材や各種抗潰瘍剤の軟膏が用いられる．ただし，治療中は金属を含む酸化亜鉛（亜鉛華軟膏），スルファジアジン銀（ゲーベン®クリーム）など軟膏やドレッシング材は使用しない．金属を含むものは，散乱線を生じるため皮膚炎の悪化につながる可能性がある．潰瘍に至る前に患者の苦痛や日常生活への影響を考慮し，医師に報告・相談して照射を一時中止することも検討する．

❸ 外用剤使用時の留意点

頭皮やストーマ周囲に皮膚障害が生じた場合は，軟膏よりも液状（リキッドタイプ）のほうが使いやすい．また，ストーマ装具装着面に皮膚障害が発生した場合は，軟膏を塗ると装具が貼りつかなくなるため液状または粉状の副腎皮質ステロイド外用剤を使用し，十分に乾かしてから装具を貼る．

軟膏は，あらかじめリント布や不織布などに塗ってから皮膚にあてるとよい．木べらや指などで直接塗ると痛みや物理的な刺激になることがある．また，軟膏を塗布するタイミングは，入浴やシャワーのあと，就寝前，照射後などがよい．照射前に軟膏を塗ってしまうと，軟膏を拭き取らなければならず，機械的な刺激により，水疱が破れたりびらんが拡大する可能性がある．

また，ベビーパウダーは，皮膚表面が乾燥したり，皮膚炎が悪化することもあるので避ける．

外用剤は，必ず医師の指示により使用し，患者に正しい使用方法を説明して皮膚の状態を定期的に観察する．局所ケアを行っても皮膚障害が改善せず，患者の苦痛が強い場合は，医師に報告・相談し，照射の一時中止についても検討する．

❹ ドレッシング材使用時の留意点

放射線皮膚炎の場合は，皮膚炎が拡大する可能性，炎症が悪化するリスク，痛み・落屑・掻痒などの症状があることに十分留意して選択する．特に粘着性のドレッシング材（ポリウレタンフィルムドレッシング材，ハイドロコロイドドレッシング材など）は，水疱の拡大，びらんや潰瘍部の滲出液の増加などがみられ，皮膚炎の症状が悪化していることが予測されるときには注意が必要である．粘着性ドレッシング材を剝がす刺激により，水疱やびらんが悪化してしまうことがある．また，乳房の下などの皮膚のしわ部分や，可動性の多い頸部などは，ドレッシング材が

密着しにくく容易に剥がれやすい．このような場合は，非粘着性のドレッシング材（アルギネートドレッシング材，ハイドロフォーム，ハイドロファイバーなど）を用いる方法もある．

創部からの滲出液が少ない場合は，一般的な滅菌ガーゼを直接創部に当てると，創面に固着して剥離刺激となりやすい．このような場合は表面が滑らかで創面に固着しにくいもの（メロリン®：スミス・アンド・ネフューウンドマネジメント，デルマエイド®：アルケアなど）を用いるとよい．また，粘着テープは，照射部位とその付近にはなるべく貼らないようにする．腕や足などは，薄めに包帯を巻いてもよい．腹帯や胸帯などを使用している場合は，照射時だけ外すようにする．

ドレッシング材の厚みは，皮膚表面線量に有意差がないといわれるが[8]，金属を含有するドレッシング材は，散乱線を生じやすく皮膚炎の悪化につながる可能性がある．ドレッシング材は，主治医や放射線科医師に相談してから使用する．また，使用中は皮膚炎の状態を評価し，ドレッシング材の継続・変更・中止のタイミングを判断する．

(2) 全身管理

❶ 放射線宿酔症状の緩和

治療中は，皮膚の症状だけではなく，全身症状として倦怠感，めまい，ふらつき，食欲不振などの放射線宿酔症状が出現することもある．体力が低下してくるとセルフケアの継続が困難になることがある．また食事摂取量が減り，栄養状態が低下してくると皮膚障害の治癒にも影響する．さらに皮膚障害の出現は，身体的苦痛だけではなく，治療が中止になるのではないかという心配，治療が中止された場合の病状悪化への心配など精神的苦痛にもつながる．

放射線皮膚炎発生時は，局所の状態や処置だけではなく，全身状態，栄養状態，精神的サポートにも配慮する必要がある．皮膚の急性反応出現時から，症状が悪化しないように継続的に観察し，患者の状況に見合った適切な処置や症状コントロールを図りながらサポートしていくことが重要である．

❷ 水分・栄養管理

治療中は，腫瘍以外の正常細胞組織への影響，下痢，皮膚炎などの面からエネルギー需要が増加しているにもかかわらず，吐気，嘔吐，口内炎，食道粘膜炎症などにより食事摂取量が低下してエネルギー摂取が減少し，栄養障害に陥るケースもある．栄養障害が進行すると，組織・臓器の機能不全，創傷治癒遅延，感染性合併症の発生などをもたらす危険がある．

治療中は，適切な栄養アセスメントを行い，栄養状態を維持するための方策を考慮する．食事摂取量の低下，体重減少，浮腫の出現，アルブミン値の低下，下痢，発熱，脱水症状のほか，放射線皮膚炎の範囲や滲出液の量などの主観的・客観的な症状を観察する．

下痢の場合は，水分だけではなく電解質も失われるため，浮腫がなければナトリウムやカリウムを含んだ電解質入り飲料を補給する．また，生ものや冷たいものを避けて消化のよいものとし，野菜スープや温野菜などでビタミン類を補う．経口摂取が困難な場合は，一時的に輸液が必要になることもある．

創からの滲出液中には，多量のタンパク質や電解質が含まれている．そのため滲出液が多い場合は，タンパク質や電解質の補給も必要である．特に創傷治癒過程にかかわる栄養素（亜鉛，ビ

タミンA, ビタミンC, ビタミンE, アルギニンなど）の欠乏状態に陥らないように注意する. 放射線治療の有害事象により経口摂取や経腸栄養が困難になった場合は, 静脈栄養の適応となる[9].

(3) 日常生活の援助と精神的サポート

放射線治療がすべて終了したあとも照射部位は, 照射を受けていない部位に比べると暑さや寒さに敏感である. 日焼けが起こりやすいので, 外出時は, 直射日光にあたることは避け, 日焼け止めを塗る. また, 皮膚は乾燥しやすいので, 低刺激性の皮膚洗浄剤や保湿剤は継続する.

放射線治療を行うと自ら意思決定し, 治療に臨んだとしても放射線皮膚炎の症状が悪化したり, 何らかの急性反応が出現してくると不安や心配を感じ始めることがある. 個人差はあるが, 治療の有害事象による身体的な苦痛が強い場合, 日常生活への支障をきたす. 体力の低下を病状の悪化と感じ, 不安になったり, 闘病意欲を失ってしまうこともある. また, 医療者に相談したら治療が中止になってしまうと思い, 市販の薬を使ったり, 自己判断で誤ったケアを行っている場合もある.

放射線皮膚炎の程度によっては, 治療の休止を検討しなければならないこともある. しかし, 早期に対処すれば悪化を防いだり, 症状を軽減しながら治療を完遂することは可能である. これまで患者が努力してきたことをねぎらい, 困っていることや悩んでいることにいつでも相談にのることができる医療チーム体制が必要である.

おわりに

放射線皮膚炎は, ある程度予測でき, 日常生活を注意して過ごすことで予防や症状の軽減が可能である. 看護師は, 放射線治療を受けながら「がんとともに生きる」患者を全人的にサポートするという役割を担う. 放射線治療を受ける患者の気持ち, 希望や不安を理解しながら, 適切な情報提供を行い継続的にサポートしていくことが大切である.

Q&A

Q：放射線治療の晩期有害事象は, いつごろ, どのような症状がみられるのか？

A：晩期有害事象は, 治療後, 数カ月から数年で起こる. 全身的には成長障害, 不妊, 発がんなど, 局所的には放射線性脳壊死, 肺炎, 白内障, 直腸炎, 膀胱炎, 放射線性脊髄炎などがある. 晩期有害事象は, 線量依存性であることが多く, 放射線治療技術の進歩とともに有害事象の発生は減少傾向にあるが, 治療後10年以上経ってから起こることもあるので, 長い経過観察が必要である.

（松原康美）

■ 文献
1) 片山一朗・他 編：放射線障害．皮膚科学，pp290-291，文光堂，2006．
2) Krasner D L(ed)：Skin care for the oncology patient. Chronic Wound Care：A Clinical Source Book for Healthcare Professionals, 4th ed, pp727-734, HMP Communications, 2007.
3) 内山幸男：放射線療法概論．放射線療法技術の標準，日本放射線療法技術専門技師認定機構 監修，保科正夫 編，pp13-46，日本放射線技師出版会，2007．
4) 唐澤久美子 編：放射線治療に使う放射線の種類と装置．がん放射線治療の理解とケア，Nursing Mook 43，pp20-25，学習研究社，2007．
5) 佐々木常雄 監修：脱毛・皮膚障害のケア．癌化学療法副作用対策のベスト・プラクティス．pp71-75，照林社，2003．
6) 有害事象共通用語基準 v3.0 日本語訳 JCOG/JSCO 版，2004：http://www.jcog.jp
7) 津川由加里：皮膚反応とその対策．がん放射線療法の副作用対策，がん看護，6(3)：187-189，2001．
8) 穴澤貞夫 監修：放射線性潰瘍の処置．改訂ドレッシング―新しい創傷管理，pp250-252，へるす出版，2005．
9) 日本静脈経腸栄養学会：静脈経腸栄養ガイドライン．第2版，pp51-56，南江堂，2006．

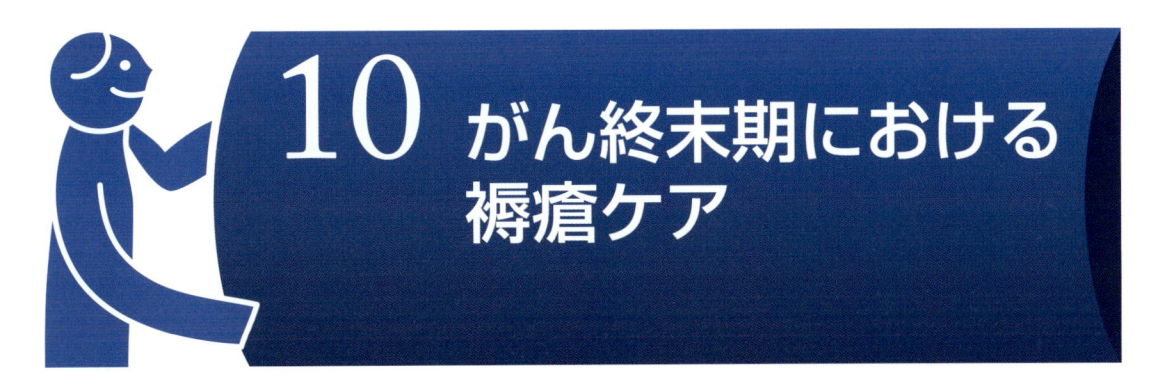

10 がん終末期における褥瘡ケア

ケアのポイント

① がんの終末期は，a. がんの浸潤や増大・転移による痛み，b. がんの進行に関連した諸症状，c. がん悪液質症候群に伴う組織の脆弱化，d. がんの治療による影響，e. 心理社会的・スピリチュアルな苦痛などが複雑に絡み合い褥瘡が発生しやすい．
② 褥瘡発生リスク要因は，がんの病状により変化しやすく，すべてのリスク要因を取り除くことが困難である．また，褥瘡のケアや処置が，苦痛につながることがある．
③ がん終末期の褥瘡ケアは，緩和ケアの一環であることを意識し，a. がんの症状コントロール，b. ケアや処置が苦痛にならないように調整・工夫，c. 患者のQOLと希望を尊重したケアを実践する．

はじめに

がん終末期は，がんの進行に伴って多様な症状がみられ，病態が変化しやすく，様々な苦痛が出現してくる．これらの症状や病態の悪化そのものが，褥瘡の発生リスクにも大いに関連しているため，褥瘡の予防が難しい．また，褥瘡を発見したときは，発赤や表皮剝離などの比較的浅い褥瘡でも急速に悪化し，治癒せずに亡くなるケースも少なくない．褥瘡の予防や治療として行うケアや処置が患者の苦痛につながることもある．

本項では，生命予後が数カ月から数週間程度と予測され，症状緩和を主体とした治療やケアが行われる「がん終末期」における褥瘡ケアについて述べる．

1) 褥瘡発生のリスクアセスメント (図1)

(1) 褥瘡発生のリスク要因

がんの終末期は，呼吸困難感や腹部膨満感，身体を動かすことによる痛み，痛みの誘発や増強に対する不安やおそれなどから同一体位を取り続けることがある．また，浮腫，皮膚の乾燥，下痢や下血の持続，失禁，化学療法や放射線治療など過去に受けた治療の影響などから皮膚は脆

弱化している．それに加えて栄養状態や免疫機能の低下，鎮痛剤の使用や麻痺などにより知覚が低下していることから，褥瘡発生リスクは極めて高い状態にある．さらに以下❶〜❺にあげる褥瘡発生のリスク要因は，複雑に絡み合って存在し，変化しやすい．

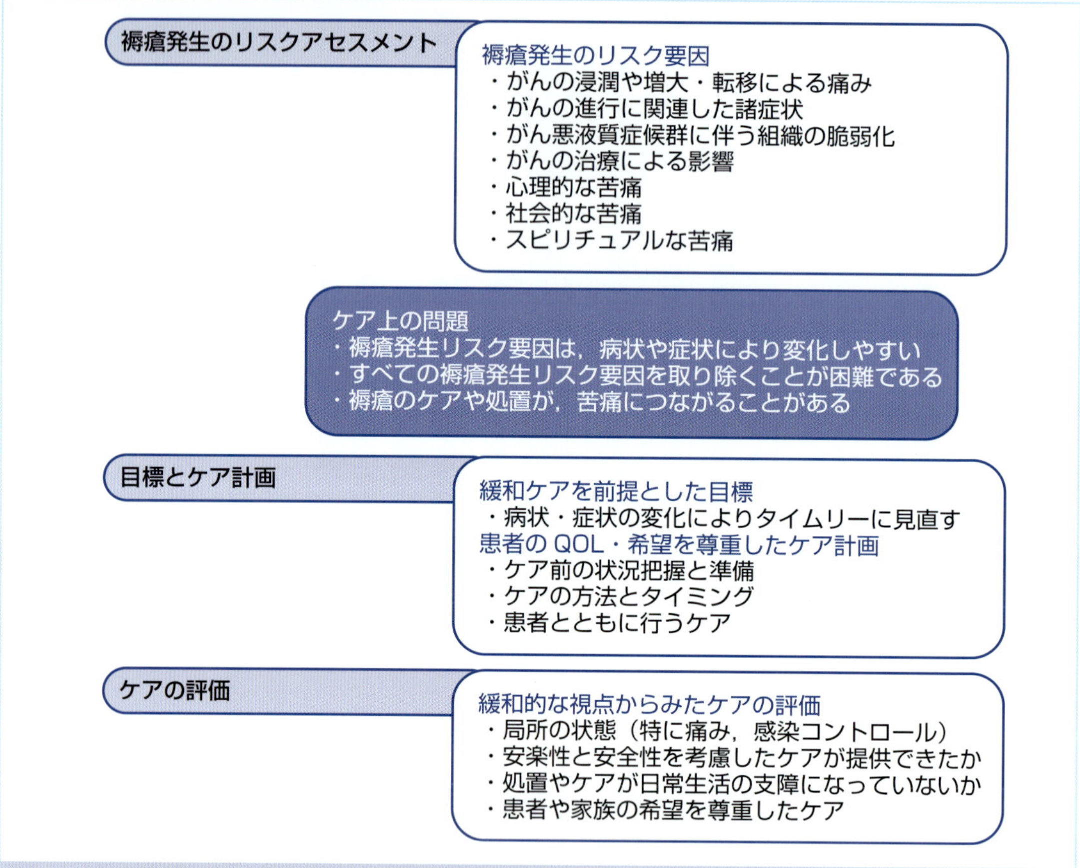

```
褥瘡発生のリスクアセスメント
    褥瘡発生のリスク要因
    ・がんの浸潤や増大・転移による痛み
    ・がんの進行に関連した諸症状
    ・がん悪液質症候群に伴う組織の脆弱化
    ・がんの治療による影響
    ・心理的な苦痛
    ・社会的な苦痛
    ・スピリチュアルな苦痛

    ケア上の問題
    ・褥瘡発生リスク要因は，病状や症状により変化しやすい
    ・すべての褥瘡発生リスク要因を取り除くことが困難である
    ・褥瘡のケアや処置が，苦痛につながることがある

目標とケア計画
    緩和ケアを前提とした目標
    ・病状・症状の変化によりタイムリーに見直す
    患者のQOL・希望を尊重したケア計画
    ・ケア前の状況把握と準備
    ・ケアの方法とタイミング
    ・患者とともに行うケア

ケアの評価
    緩和的な視点からみたケアの評価
    ・局所の状態（特に痛み，感染コントロール）
    ・安楽性と安全性を考慮したケアが提供できたか
    ・処置やケアが日常生活の支障になっていないか
    ・患者や家族の希望を尊重したケア
```

図1　がん終末期における褥瘡ケアのポイント

❶ がんの浸潤や増大・転移による痛み

　がんは過剰な細胞増殖により，浸潤・増大し，血管やリンパ管を通って全身に転移する．がんの浸潤や増大，転移により，最も苦痛な症状である痛みを引き起こす．例えば，骨転移による腰背部の痛み，脳腫瘍による頭痛，骨盤内腫瘍の増大による腹痛，神経の圧迫による上肢や下肢の痛みなどがある．痛みは，患者の日常生活動作に大きな影響を及ぼすだけではなく，患者にがん進行の恐怖をもたらし，不安，絶望，抑うつにつながることもある．

❷ がんの進行に関連した諸症状

　がんの進行に伴い，呼吸困難感，腹部膨満感，全身倦怠感，吐き気，浮腫，搔痒感，発熱，下痢や下血の持続，麻痺やしびれなどの症状が起こってくる．

　呼吸困難感は，肺転移，縦隔転移，胸水貯留のほか，不安や悲嘆，寂しさなどの精神的な要因で感じることもある．主観的な感覚であり，患者が息苦しいと感じることそのものに目を向ける

必要がある．呼吸困難感があると仰臥位やベッドが平らだと辛い．覚醒時だけではなく，睡眠中もベッドを背上げしたポジションが持続するために仙骨から尾骨にかけての圧迫とずれが生じやすい．

腹部膨満感は，腫瘍の増大，腸閉塞，副腎皮質ステロイド剤の副作用，消化管穿孔や腹水貯留，便秘，ガスの貯留などによって起こる．仰臥位が辛いために側臥位をとり続けると，大転子部への圧迫が持続する．下半身の浮腫を伴うとさらに褥瘡発生リスクが高まる．

全身倦怠感も多くのがん患者にみられる．身体的因子としては，がん悪液質症候群，放射線治療や化学療法による影響，肝不全・腎不全，貧血，栄養状態の低下，浮腫，嘔吐や下痢などによる脱水，低酸素血症などがある．心理的因子としては，いらだち，抑うつ，不眠，不安など，社会的因子としては，社会的孤立，対人関係，社会的支援の欠如などがある．倦怠感があると活動性が低下し，ベッド上で過ごすことが多くなる．また，身の置きどころがなくなり，寝たり起きたり，ベッドサイドに腰かけたり，ベッドの上げ下げを頻繁に繰り返すこともある．このような場合は，体位変換や体位の調整が困難であり，ずれや摩擦を回避することも難しい．

そのほか腫瘍熱による発汗，下痢や下血の持続などにより皮膚が湿潤しやすくなる．また，麻痺やしびれのために痛覚や圧覚などが認知できず，褥瘡の発見が遅れたり，自力での体位変換が困難になる．

❸ がん悪液質症候群に伴う組織の脆弱化（図 2, 3）

がん悪液質症候群とは，がんの終末期の病状の進行に伴って起こる，著明な体重減少，体脂肪や筋肉量の減少が起こる全身的状態である．外見的には，るいそう，骨突出が顕著になり，衰弱による活動性の低下，皮膚の乾燥，たるみやしわなどが目立つようになる．それに加えて全身性の浮腫や黄疸などが起こり，皮膚組織は非常に脆弱化する．短時間の圧迫やわずかなずれでも褥瘡が発生してしまう可能性がある．また，ドレッシング材や粘着テープの剥離刺激などによってもスキントラブルが起こりやすく，治りにくい．

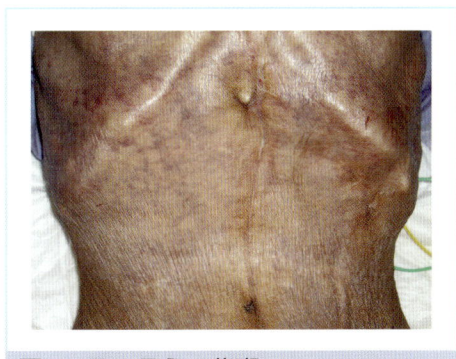

図2　るいそう，紫斑

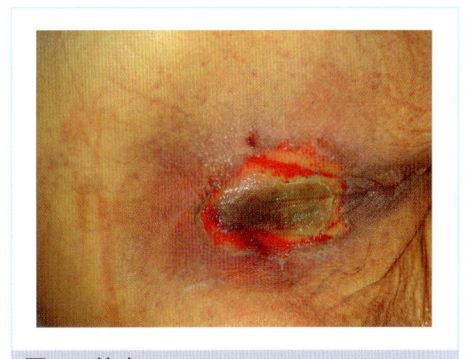

図3　黄疸

❹ がんの治療による影響

化学療法や放射線治療などの過去に受けたがん治療の影響により，皮膚組織が脆弱化していることもある．放射線治療は数年前に照射した部位であっても照射部位の皮膚組織が脆弱化しているため，摩擦・ずれ・圧迫といった外的な刺激により皮膚が損傷しやすい．

症状緩和の目的で行われている治療も褥瘡の発生リスクにつながる．麻薬などの鎮痛剤使用や神経ブロックによる知覚閾値の低下，副腎皮質ステロイド剤による皮膚の脆弱化，利尿剤の使用による皮膚の乾燥，睡眠剤や精神安定剤などによる可動性の低下などがある．また，過剰な輸液投与により，腹水や胸水，浮腫などの症状が悪化して患者の苦痛が増強すると，褥瘡の予防やケアが困難になる．

❺ 心理社会的な苦痛，スピリチュアルな苦痛

がん患者の多くは，身体的苦痛を体験すると同時に，心理社会的・スピリチュアル（霊的）な苦痛も抱えている．がん患者にとって痛みは，病状の進行に直面し，死を強く意識させるものである．また病状の進行は，不安や恐怖だけではなくスピリチュアルな側面にも影響する．どのような手段によっても回復の見込みがないと医師から伝えられ，死を前にして身体が衰えるとき，人は様々な可能性を奪い，生きる意味や価値を失う．そして，患者に生の無意味，無価値，虚無，孤独，疎外というスピリチュアルペインが生じる[1]．患者は悪化していく創傷と自分の身体の衰えを実感して「こんな体になってまで生きていかなければならないなんて……」「何をしても無意味」「もう自分は何もできない」「人の負担になる」と自己の存在と意味を失うことから生じる苦痛を感じる．このような状態のときには，体位変換，スキンケア，マットレスの変更などのケアや処置を一切拒否する場合もある．

（2）リスクアセスメント結果

例えば，腰部の痛みは，どのような原因から生じているのか，どの部位が痛いのか，どのようなときに痛みが増強するのか（身体を動かすと痛い，触られると痛い，褥瘡の処置時に痛いなど）をみて症状をアセスメントする．

痛みを取り除くための方法は，処置やケアの工夫，タイミング，鎮痛剤の使用など患者とともに考えていく．このとき，痛みだけに注目するのではなく，患者の日常生活，QOL，希望を考慮した全人的な側面からアセスメントを行うことが重要である．がん終末期の褥瘡ケアにおいて，まず考えるべきことは，「今の患者にとって苦痛となっていることは何か」「症状緩和を図るためのケア」である．

（3）ケア上の問題点

❶ 褥瘡発生リスク要因は，病状や症状により変化しやすい

ある日は，痛みがなく体調が良好で車椅子に乗れるくらい調子がよくても，次の日には痛みが現れてベッドから起き上がれないといったこともある．あるいは，調子がよいときに張り切って動き，次の日にはぐったりして何もする気がしない，動きたくないと思うこともある．また，急に意識が低下したり，せん妄や不穏状態になることもあり，症状は変化しやすい．これらは患者自身にも他者にも予測できないことが多い．

❷ すべての褥瘡発生リスク要因を取り除くことが困難である

これらのリスク要因は，たとえ明らかになっていても，すべてを回避することは困難である．なぜならこの時期は，がんの進行を防ぐことや全身状態の改善が難しく，多様な症状が複雑に絡

み合っているためである．

　褥瘡発生のリスク要因として，下痢や浮腫などは，客観的にもわかる．しかし，痛みや倦怠感などは，主観的な症状なので患者の表出がなければ他者にはわからない．例えば骨転移による痛みは，体動時のみに痛みが起こることが多い．そのため動くことはできても痛みの誘発をおそれて，同一体位を取り続けてしまうことがある．また，麻薬への強い抵抗感があり，痛みをがまんしていることもある．このように1つひとつの症状は，患者の思いや考えに影響し，日常生活行動に関連し，それが褥瘡発生リスク要因に関連していることがある．したがって，症状緩和が図れていないなかで行う褥瘡ケアには，限界がある．

❸ 褥瘡のケアや処置が，苦痛につながることがある

　褥瘡を予防する目的で一般的に行われているケアが，患者にとって苦痛につながることがある．例えば胸水や腹水が貯留している場合は，背上げ30度程度のポジションでも呼吸困難感が増強することがある．自ら右側臥位をとり続ける場合，左側臥位への体位変換を介助しても，数分も経たないうちに辛くなり，元の右側臥位に戻ってしまうこともある．

　また，褥瘡部の処置やケアで一度でも苦痛や不快な体験をすると，その後の処置やケアに対する不安や予期的な痛みが出現し，ケアを拒否することにもつながる．

2）褥瘡ケアのポイント

(1) 緩和ケアを前提とした目標設定

　がん終末期に行う褥瘡ケアは，緩和ケアの一環である．したがって，褥瘡の予防的ケアや処置は，患者にとって苦痛となるようなことがあってはならない．また，褥瘡の悪化によってQOLが低下することがないように褥瘡の症状コントロールを図る必要がある．

　褥瘡ケアの目標は，「褥瘡を予防する」「褥瘡が治癒する」「褥瘡が改善する」ことだけではない．がん終末期においては，「褥瘡が悪化しない」「感染のコントロール」あるいは「褥瘡部の痛みが緩和する」「褥瘡の処置に伴う苦痛がない」という場合もある．患者の日々の状況をみながらタイムリーに目標やケア計画を見直すことが大切である．

　症状の進行に伴い，1日の大半をベッドで過ごしている場合は，体位変換や体位の調整，日常生活におけるサポートが必要になる．痛みのコントロールが図れて活動が拡大してきた場合は，自力でできる部分を妨げないように，マットレスの種類が適切かを再評価することも必要である．

(2) 患者のQOL・希望を尊重したケア計画

❶ ケア前の状況把握と準備

　ケアを行う前に，患者の状況をよく把握する．身体的な面では，どのような症状が出現しているか，痛みの部位や性質，症状コントロールの状況，褥瘡以外の創傷がある部位，ケアや処置に伴う苦痛，最も安楽な体位などがある．精神的な面では，処置やケアに伴う不安，褥瘡が発生したことへの悲嘆，病状が進行していることへのおそれ，せん妄，混乱などがある．スピリチュ

アルな面では，無気力，絶望感，あるいは「ケアや処置をしても意味がない」「もうどうでもいい」「何もしなくていい」といった思いがある．

患者の希望，日常生活のなかでやりたいことも大切にする．それは，医療者にとっては，日常的なちょっとしたことと思えるかもしれない．例えば，「好きなテレビ番組をみること」「窓から外の景色をみること」「孫の面会」「自分でトイレに行くこと」などである．どんな小さなことでも患者が日々の生活のなかで楽しみにしていることや望んでいることを尊重し，少なくとも褥瘡ケアによって妨げられないようにする．

ケアを行う前の準備としては，十分に症状コントロールを図っておくことが重要である．痛みのコントロールが図れていない状況で行われる処置やケアは，患者にとって大きな苦痛となりうる．

❷ ケアの方法とタイミング（図4～6）

褥瘡ケアは，できるかぎり苦痛なく，手際よく，短時間で行う．そのためには，まず痛みの緩和を図る．体位変換や処置による苦痛が引き金となって痛みが増強する場合は，ケア前にあらかじめ鎮痛剤を使用したり，ケア方法を工夫する．すぐには症状緩和が図れない腹部膨満感，呼吸困難感，全身倦怠感などは，比較的症状が緩和しているタイミングに行うように配慮する．手際よく，短時間で行うためには，ケア手順の統一，必要物品の選択と準備，スタッフの人数確保，役割分担を決めて行うなど，個々の患者に見合った方法で行う必要がある．

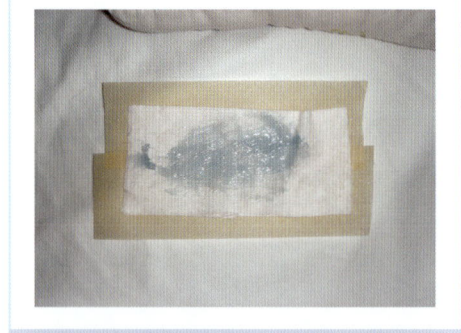

図4　体位変換前にガーゼに軟膏を塗り，粘着テープを貼って準備

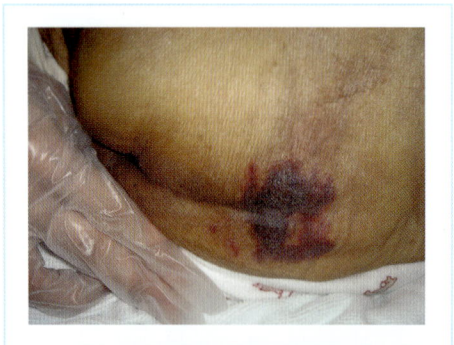

図5　患者に説明，痛みの緩和を図りタイミングをみて体位変換

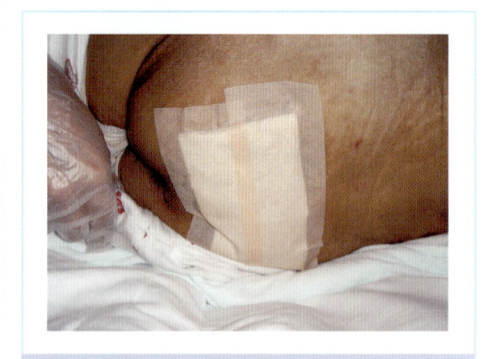

図6　手際よく短時間にケア

❸ 患者とともに行うケア

患者自身が自力で行えない日常生活をサポートすると同時に，自力で行えることを妨げないといった配慮が必要である．例えば，自力での寝返りや起き上がりがしやすいように，マットレスの素材や周囲の環境を整える．ケア中やケア後も常に患者の様子をみながら安楽性を重視したケアが重要である．

ケア計画を手順どおりに行ったとしても，その日の体調によっては苦痛を伴うことがある．あるいは，気持ちが沈んでいるときは，褥瘡のケアがいつもより苦痛と感じるかもしれない．看護師は「日中のうちに処置をしなければならない」「毎日最低1回は処置が必要」「処置をしないと褥瘡が悪化してしまう」という焦りや責務を感じていることがある．しかし，このようなときこそ，患者のそばに寄り添い苦痛を理解することに努めることが大切である．

　褥瘡が改善していくことをひとつの喜びや希望と感じている患者もいる．よくなってきた褥瘡の写真をみて笑みを浮かべる患者もいる．少しでもよくなりたいという願いから褥瘡ケアに対して関心を向け，自ら意欲的に取り組もうとしている患者の気持ちを理解し，喜びを分かち合いながらケアを行う．

(3) 緩和的な視点からみた褥瘡ケアの評価

　がん終末期には，褥瘡の予防が難しいこともあれば，褥瘡の治癒が望めないこともある．しかし，「がんの終末期だから仕方がない」「痛みがあるから何もしない」「この褥瘡は治らない」と初めから決めつけてしまうのもよくない．褥瘡の予防や治癒は決して不可能なことではないが，そのことだけにとらわれないようにする．

　患者の目標やケア計画は，「患者にとってどうであったか，今最も優先すべきことは何か」を考え，① 局所の状態，② 安楽性と安全性を考慮したケアが提供できたか，③ 処置やケアが日常生活の支障になっていないか，④ 患者や家族の希望を尊重したケアであったか，など緩和ケア的な視点から評価する．

3) 褥瘡ケアの実際（表1）

■ 表1　がん終末期における褥瘡予防のケア

1. 褥瘡発生のリスクアセスメント
2. 十分な症状コントロール
3. 寝心地を考慮した体圧分散マットレスの選択
4. 安楽な体位の調整
5. 脆弱な皮膚に対するスキンケア
6. 患者の状況に見合ったケアのタイミング
7. 症状緩和としての栄養・輸液管理

(1) 症状緩和のケア

　実際の体位変換や局所ケアを行う前に，少なくともケアによって痛みが誘発したり，増強することがないように症状コントロールを図っておく．

　例えば骨転移痛のある患者では，体動時のみ痛みがあり，安静時にはほとんど痛みがない場

合が多い．このような場合は，体動時のみに鎮痛剤を使用したり，予防的に定時投与量を増やす．呼吸困難感，腹部膨満感，全身倦怠感などは，すぐに症状緩和が図れないものについては，症状コントロールを図りながら，安楽な褥瘡ケアの方法を考慮する．

呼吸困難感は，がんの浸潤・転移，がん治療の影響，全身状態の悪化などによって起こる．換気，室温などの環境を整える，体位の調整，睡眠，日常生活や心理的なサポートなどを行う[2]．

腹部膨満感は，腫瘍の増大，腸閉塞，腹水貯留，副腎皮質ステロイド剤の影響などによって起こる．原因により対処は異なるが，腹水がある場合は利尿剤や腹腔穿刺，腸閉塞には胃管やイレウス管挿入されたり薬剤などが使用される．また，体位の調整，輸液量の調整，排泄や清潔ケアなどを行う[2]．

全身倦怠感は，多くのがん患者にみられ，身体的因子としては，がん悪液質，がん治療の影響，肝不全，腎不全，心不全，貧血，栄養状態の低下，浮腫，嘔吐や下痢などによる脱水，低酸素血症などによって起こる．そのほか心理社会的因子とも絡み合って起こる．睡眠や休息が十分にとれるように心身と環境の調整を図るとともに，足浴，マッサージ，リラクゼーションなど患者の好みに応じたケアを行う[2]．

そのほかの痛みについては専門書を参考にしながらマネジメントを行う．特に褥瘡ケアでは，痛みの部位，痛みが増強する体位，痛みが増強する動きなどを把握し，体位変換の方法，鎮痛剤使用のタイミング，環境への配慮などを行う．

精神的側面やスピリチュアルな側面に対するケアは，1人ひとり異なる．患者の語りに耳を傾けること，患者の意思決定を尊重すること，周囲の環境や家族との調整，医療チームでの統一したかかわりなど個別的なケアが重要である．

（2）体圧分散と体位調整のケア

❶ マットレス変更のタイミングと説明

1日の大半をベッド上で過ごしている場合，または1日に数回の車椅子移乗が可能であっても，浮腫や骨突出があったり，ベッド上では同一体位が持続するような場合は，体圧分散マットレスへの変更を検討する．

マットレスを変更するときは，必ず患者や家族に，①変更の目的，②変更するマットレスの特徴を説明する．患者のなかには，マットレスを変更することで「痛みが強くなるのではないか」と心配したり，「もう，自分はそんな状態なのか」と病状の進行に対する不安や悲嘆を抱いたり，「そんな必要はない」と自分は動けることを信じ希望をもっていることがある．このような気持ちを理解しながら患者に説明する．

「褥瘡ができると大変だから変えます」といった一方的な説明ではなく，患者の心身の状態を考慮しながら褥瘡とその予防方法についてわかりやすく説明する．また，褥瘡予防用具のひとつとして体圧分散マットレスがあること，その機能や特徴についても説明する．そして，マットレスを変更した後に，寝心地がよくなかったり，不快感がある場合には，再度調整することをあらかじめ伝えておく．

❷ 体圧分散マットレスの選択（表2）

マットレスは，① 体圧分散効果に加え，② 寝心地，③ 自力での動きを妨げない，④ 安全性に配慮して選択する．マットレスの変更ひとつでも，寝心地が悪くて不眠につながることもあれば，もともとあった痛みが増強することもある．そのためマットレスの選択は，患者の状態や寝心地に十分配慮する必要がある．入院中は，施設の既存ベッドやマットレスのため，種類や数は限られている．使いたくても在庫がない場合もある．施設内で使用可能なマットレスの種類や特徴を知り，可能な範囲で選択する．在宅では介護保険を有効利用し，レンタルでマットレスの種類を選択するとよい．

褥瘡の予防としては，体圧分散効果の高いウレタンフォーム素材静止型マットレスや，圧切替型エアマットレスが望ましい．

ウレタンフォーム素材の静止型マットレスのうち低反発でやや硬めのものは，自力での体位変換がしやすく，座位から立位・歩行するときにも比較的安定感がある．しかし，軟らかくて厚みがあるものは，臥位では身体が沈み，端座位では不安定になりやすい．また，使用頻度により，へたり（永久的歪み）が生じて体圧分散効果が低下している場合もある[3]．

圧切替型エアマットレスは，表面が軟らかすぎて身体が沈み込み，自力での寝返りがしにくい場合がある．体圧分散効果と身体の沈み込みは必ずしも相関するわけではなく，製品の構造，設定したエアマットレスの内圧により，腰部や臀部のみが極度に沈み込む場合もある．したがって，圧切替型エアマットレスに求められる機能として，"体圧分散効果"と"安定性"という相反する特徴が両立し，「身体の沈み込みが防げること」があげられる．そのほか，活動性や状態の変化に合わせて設定モードを変更することで対応できる，身体接触面の凹凸感が少ない，音が気にならない，除湿機能が付いているなど，高機能型のエアマットレスが望ましい．

マットレスの選択時は，安全性にも留意する．車椅子への移乗や自力での寝返りなどができるだけ安全に行えるように，ベッドの高さ，マットレスの厚さ，ベッド柵の高さや位置などの周辺環境にも配慮する．

■ 表2　がん終末期における体圧分散マットレスの選択

- 体圧分散効果
- 寝心地（不快感，違和感がない）
- 痛みが増強しない
- 自力での動きを妨げない
- 安全性

❸ マットレスの寝心地の確認

使用感は，長年慣れ親しんできた自宅の布団やベッドマットとの比較，好み，そのときの病状，マットレスの変更に対する不安などによって異なり，個人差が大きい．特に静止型マットレスから圧切替型エアマットレスに変更した場合は，凹凸感（ゴツゴツ，デコボコ，いかだ船に乗っているような感じ），浮遊感（フワフワ，船に乗っているみたい，地震で揺れているような感じ），

軟らかい（身体が沈み込んで寝返りしにくい，腰背部痛の増強），エア音が気になる（耳障り，眠れない）といったことがある．マットレス使用中の寝心地には十分に配慮し，患者が無理をしたり，がまんするようなことがあってはならない．マットレスを変更した後，翌日か翌々日くらいに一度寝心地を尋ねてみるとよい．

❹ 体位変換と体位調整

体位変換や体位調整は，褥瘡の予防，安楽の促進のために日常的に行われている看護ケアである．また，治療や処置，肺の換気や脳組織灌流の促進を図る目的でも行われる．褥瘡の予防目的で行う場合は，2時間ごとの体位変換，30度側臥位が基本とされている[4]．しかし，がん終末期は，様々な苦痛があることから定期的な体位変換や適切な体位を保持できないことが多い．また，患者にとって最も苦痛が少ない安楽な体位をとり続けている場合もあるため，安楽性を重視した「苦痛が増強しない」範囲での体位変換や体位調整の時間，間隔，方法を考慮する．

体位変換前に，① 動かすと痛い部位，② 触れると痛い部位，③ 安楽な体位，④ 好みの体位，⑤ 苦痛が増強する体位などを知る．体位変換は，痛みの部位や苦痛が増強する体位に配慮して数人で行い，痛みがある部位には触れないように留意する．腰の位置や手足の置き方，組み換え，顔の向きなど細かな部分にも気を配り，クッションやピローを用いて患者に聴きながら安楽な体位を調整する．体位変換したあとは，苦痛や不快感がないか，もう一度確認し，手足や腰の位置などを微調整する[5]．

❺ 部分的な除圧

仙骨部や大転子部は，褥瘡発生リスクが高い．患者の状態により，どうしても体位変換ができない場合は，部分的な除圧を図る．マットレスと身体接触部位に手を入れてマットレスを数分間押す．このときに骨突出部に触れて圧を手で感じることも重要である．また，マットレスの下にクッションを入れて，仙骨部に集中する圧を背部に移動させたり，マットレスと腰部の間に小さなクッションを入れ込む（図7）．背上げ時にはシーツや着衣のしわを伸ばすことにも配慮する．

踵部は，下腿部全体にクッションなどを入れてマットレス面から完全に浮かすことが望ましい．しかし，下肢を挙上していることが苦痛な場合もある．踵部の除圧は，① 円座を使わない，② 軟らかめのビーズクッションやウレタンフォーム素材のクッションを使う，③ こまめにクッ

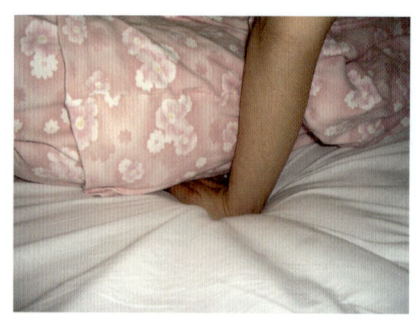

① マットレスと身体接触部位に手を入れてマットレスを数分押す．

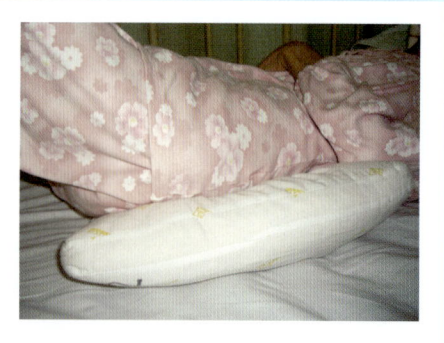

② 腰部に小さなクッションを入れ込む．

図7 腰部の除圧

ションを入れ替え，下腿部と踵部を観察することなどに配慮する．

耳介部の褥瘡は，側臥位をとり続けている場合に生じやすい．① 枕は，患者の好みを考えながら低反発性のものを用いる，② 耳介部に酸素マスクのゴムや酸素チューブがくいこんだり，圧迫しないように素材の調整や位置を確認する，③ 顔の向きを変えるときに耳介部がよれていないことを確認する．

(3) 局所のケア

❶ 予防的スキンケア（表3）

便失禁や下痢は，がんの浸潤や転移，薬剤の影響，膀胱直腸瘻や直腸腟瘻，消化管内の腫瘍からの出血や自壊・肛門括約筋の弛緩などにより起こる．このような場合は排泄のコントロールは難しいため，排泄物が皮膚に長時間付着しないようにしながら，「皮膚の清潔を保つケア」が重要である．排泄物が付着したら，刺激が少ない弱酸性の皮膚洗浄剤を用いて洗い流す．苦痛が強くケアを短時間に済ませたい場合は，泡立てが不要で皮膚に直接噴霧するスプレータイプのものや，クリーム状で保湿効果もある皮膚洗浄剤も市販されている．ガーゼでこすったり，熱い蒸しタオルで拭くことは，機械的刺激や温熱刺激になるので避ける．

摩擦やずれ，排泄物の汚染から「皮膚を保護するケア」も必要である．摩擦やずれを防ぐ目的でポリウレタンフィルム材を貼付することがある．しかし，仙骨部や尾骨部は，排泄物の汚染，浮腫の増強，ベッドの背上げによりドレッシング材がよれたりめくれてしまうことも多い．このような場合は，液状皮膚被膜剤，皮膚保護クリーム，白色ワセリン，亜鉛華軟膏などを使用する方法もある（図8）．下痢や下血が持続する場合は，吸収性の高い紙おむつを選択する．軟便安心パッドは，泥状便や軟便を吸収し，パッド表面で便が広がらず，逆戻りしない．軟便吸収量は約200g程度といわれている．また，スキンクリーンコットン®SCCは，ポリエステル繊維綿で水様性の排泄物を速やかに紙おむつに移行させ，皮膚への排泄物付着を防ぐ．必要な量だけちぎって会陰部や肛門部にあてる（図9）．ただし，会陰部に炎症や

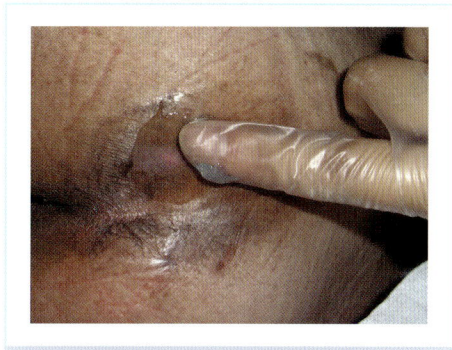

図8 尾骨付近の褥瘡治癒後，撥水性皮膚保護剤（セキューラ®PO）を塗布

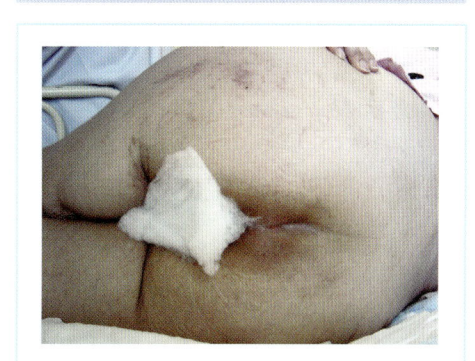

図9 ポリエステル繊維綿（スキンクリーンコットン®SCC）を会陰部から肛門部にあてる

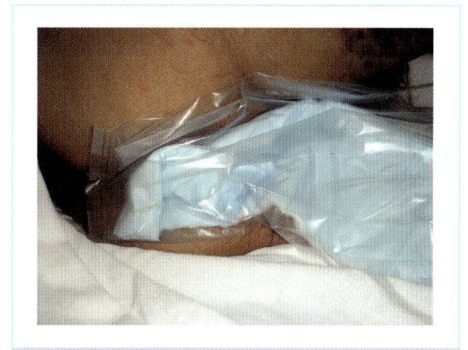

図10 ストーマ袋（ポスパックシンプル®）を肛門部に装着し，袋内に紙おむつを入れる

らんなどのスキントラブルがあると、痛みや違和感につながることもある.

　頻回なおむつ交換やスキンケアは、患者の苦痛になることが多い。対策のひとつとして、市販のストーマ袋を肛門部に装着する方法がある（図10）．この方法は、ベッド上で臥位になっていることが多い人に用い、患者や家族に説明して同意を得る必要がある．常にベッドの背上げをし

■ 表3　スキンケア用品など

分類	商品名	会社名	規格・価格	特徴
弱酸性皮膚洗浄剤	キュレル®薬用全身洗浄料	花王	440ml ¥1,575	きめ細かな泡立ち．皮膚の潤い成分であるセラミドを守りながら、汗や汚れを落とす．
	セキューラ®CL	スミス・アンド・ネフュー・ウンドマネジメント	118ml ¥1,260 236ml ¥1,680	液状で泡立て不要．汚れた皮膚に直接スプレーしたあと、水で洗い流す．アロエ成分配合．
	ビオレ®U全身洗浄料	花王	90ml 300ml 580ml（オープン価格）	弱酸性．液状で泡立てやすい．十分に泡立てて使用．
	リモイス®クレンズ	アルケア	10袋(5g/袋) ¥735 180g(1本) ¥1,575	清浄と保湿の効果．クリーム状で泡立てが不要．水洗いはしなくてもよいが、クリームが皮膚に残らないように拭き取る．
撥水性皮膚保護剤	セキューラ®PO	スミス・アンド・ネフュー・ウンドマネジメント	70g ¥1,680 159g ¥2,205	油性成分（ワセリン）により、排泄物から皮膚を保護し、乾燥を防ぐ．
	ソフティ®皮膚保護オイル	ジョンソン・アンド・ジョンソン	90ml ¥1,260	油性成分（ポリエーテル変性シリコーン）のスプレーにより、排泄物などからの皮膚を保護し、乾燥を防ぐ．スクワラン、消炎剤のグアイアズレン配合．
	サニーナ®	花王	90ml スプレー 90ml つけかえ用 25ml 携帯用（オープン価格）	油性成分のスクワラン、消炎剤のグアイアズレン配合．肛門周囲に使用する．
液状皮膚被膜剤	キャビロン®	スリーエムヘルスケア	ナプキン(5枚/袋) ¥840 スプレー(28ml) ¥2,100	ノンアルコール．ナプキンタイプは1ml/袋で滅菌．スプレー対応は未滅菌．皮膚呼吸を妨げず、被膜をつくる．
	リモイス®コート	アルケア	スプレー(30ml) ¥1,680	保護と保湿の効果．ノンアルコール．
保湿剤	セキューラ®DC	スミス・アンド・ネフュー・ウンドマネジメント	114g ¥2,415	保護保湿クリーム．ワセリン含有、撥水効果もある．無香料．
	セキューラ®ML	スミス・アンド・ネフュー・ウンドマネジメント	236ml ¥1,260	全身用の保湿ローション．のびがよくべとつかない．無香料．
紙おむつなど	スキンクリーンコットン®SCC	帝人ファイバー	1袋 ¥189	ポリエステル繊維綿．水様性の排泄物を速やかに紙おむつに移行させ、皮膚への排泄物付着を防ぐ．必要量だけちぎって使用．
	テークケアSケア軟便安心パッド®	大王製紙	サイズ 560mm×300mm 2枚/袋 20枚/袋（オープン価格）	軟便吸収量は約200g、尿吸収量は約600ml．パッド表面で便が広がらず、逆戻りしない．

（2008年4月現在）

ている場合や，座位，歩行することが多い場合には，皮膚に密着しにくく違和感につながることもあるため，適応は限られる．

皮膚の乾燥（図11）は，外部からの刺激を受けやすいだけではなく，痒みの原因にもなる．皮膚の乾燥を防ぐために，保湿剤を使用する．清拭や陰部洗浄，足浴などの清潔ケアを行ったあとに塗布する．保湿剤は，尿素成分，アロエ成分，セラミドなどが含有されているものなど，多くのものが市販されている．皮膚刺激性が少なく香料がないものが望ましい．皮膚の亀裂やひび割れなどがあるとしみることがあるので，腕などに少し付けて試したうえで全身に使用する．

脆弱化した皮膚は，物理的・機械的刺激により容易に紫斑，血疱，皮下出血が生じる．粘着テープを貼付する場合は，あらかじめ液状皮膚被膜剤で保護し，なるべく角質剥離刺激が少ないものを用いる．また，点滴ルート，カテーテル，モニターのルート，体温計，テレビのリモコンなどの圧迫でも容易に圧迫痕が生じる．異物が身体の下敷きになっていないかを確認するとともに，衣服はゆったりとしたものにする（図12）．

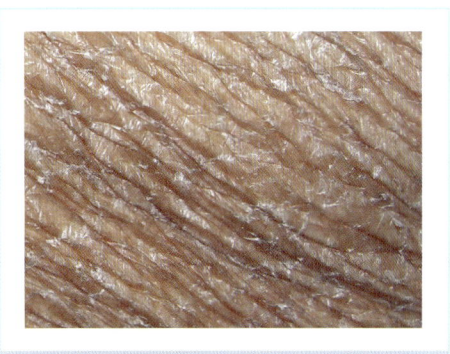

図11 皮膚の乾燥

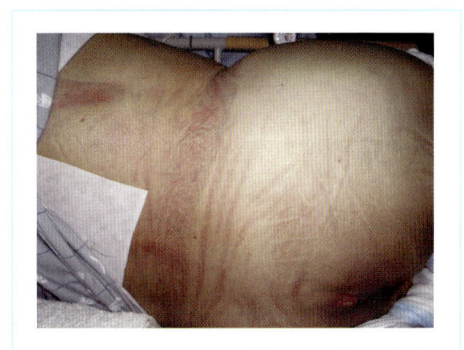

図12 全身性浮腫．衣服やシーツのしわによる圧迫痕

❷ 褥瘡発生部位のケア

a. 発赤・水疱・びらん・浅い潰瘍の場合（図13, 14）

「消えない発赤」「水疱」「紫斑」では，創面の観察ができる透明のポリウレタンフィルムドレッシング材や半透明の薄いハイドロコロイドドレッシング材が用いられる[6]．ドレッシング材を貼

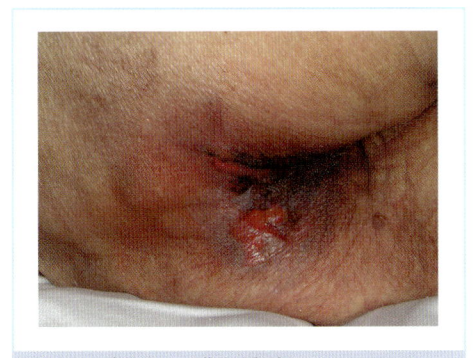

図13 びらん・浅い潰瘍

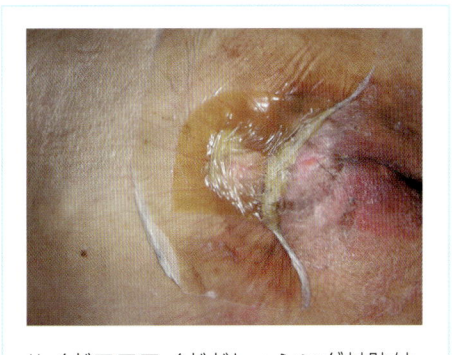

ハイドロコロイドドレッシング材貼付．1日目で剥がれる．

図14 仙骨部．ベッドの背上げポジションが持続

付し，1週間以上は，剝がさず観察する．浮腫，しわやたるみ，ずれが生じやすい部位，発汗が多いときなどには，アズレン（アズノール®軟膏），酸化亜鉛（亜鉛華軟膏）などの外用剤も考慮する．

「びらん」「浅い潰瘍」では，ドレッシング材での被覆，または外用剤が推奨されている[6]．しかし，粘着性ドレッシング材は，剝離刺激による皮膚の損傷や痛み，密着しにくい部分（骨突起部，ずれやすい部分，肛門に近い尾骨部など）もある．このような場合は，非粘着性ドレッシング材や外用剤を用いる．

b. 滲出液が多い場合（図15）

滲出液が多い場合には，ドレッシング材は，吸収性が高いポリウレタンフォーム（ハイドロサイト®），ハイドロファイバー（アクアセル®）などが適している．外用剤では，滲出液吸収作用を有するカデキソマー・ヨウ素（カデックス®軟膏），ポビドンヨード・シュガー（ユーパスタ®）が用いられる[6]．滲出液が多い場合には，度重なる処置による苦痛，感染のリスク，周囲のスキントラブルを考え，吸収性の高いドレッシング材や吸収パッドなどを用いる．また，周囲皮膚は，撥水性皮膚保護剤，白色ワセリン，液状皮膚被膜剤などを用いて保護する．

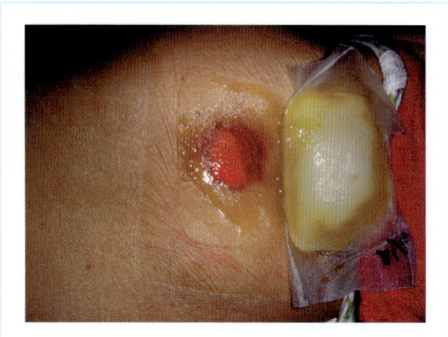

図15 大転子部，下半身浮腫あり
ハイドロコロイドドレッシング材貼付後1日目．浅い褥瘡だが滲出液は多い．

c. 感染・炎症徴候がみられる場合（図16）

感染や炎症は，局所の痛み，発熱や倦怠感などの全身症状，敗血症などに移行する場合もある．感染や炎症徴候を制御するには，十分な洗浄と外用剤の使用が推奨されている．洗浄液は，消毒剤などの細胞毒性のあるものは避け，生理食塩水，または蒸留水，水道水を用いる．痛みがなければ，表面の壊死組織や残留物を除去するために圧をかけて行われることもある[6]．洗浄は，細菌の繁殖を考慮すると，1日1回以上行うことが望ましいが，患者の状態によりタイミングや方法を考慮する．外用剤では，カデキソマー・ヨウ素（カデックス®軟膏），スルファジアジン銀（ゲーベン®クリーム），ポビドンヨード・シュガー（ユーパスタ®）などがある[6]．

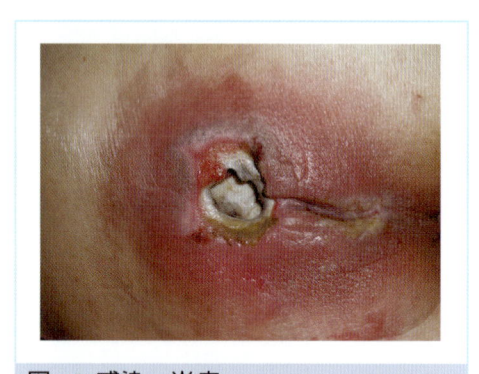

図16 感染・炎症

d. 壊死組織が存在する場合（図17）

壊死組織の除去には，医師がクーパーやメスを使って切除する外科的なデブリドマン，ドレッシング材，外用剤を使う方法がある．これらは緩和ケアの視点から，個々の患者の状態に見合った方法を十分に検討する．

一般的には外科的なデブリドマンが最も効果的といわれている．しかし，がん終末期は，外科的なデブリドマンを行っても褥瘡の治癒が望めない場合もある．処置による痛みやおそれ，出血

の助長，処置後の創の拡大による苦痛の増強などを考慮して判断する．外科的デブリドマンは，褥瘡部の症状緩和，感染コントロール，患者のQOL，処置後のケア，在宅ケアへの移行などを考え，その方法や時期を医療チームで検討する．

ドレッシング材では，ハイドロジェル（イントラサイト®ジェルシステム，グラニューゲル®，ニュージェル®）などがある．外用剤では，スルファジアジン銀（ゲーベン®クリーム），カデキソマー・ヨウ素（カデックス®軟膏），ブロメライン（ブロメライン®軟膏）などがある[6]．硬い壊死組織には，親水性基材のスルファジアジン銀（ゲーベン®クリーム），滲出液が多く軟らかい壊死組織には，カデキソマー・ヨウ素（カデックス®軟膏）が適している．ブロメライン（ブロメライン®軟膏）は，タンパク分解酵素を含むため創周囲の健常皮膚を白色ワセリンなどで保護して使用する．

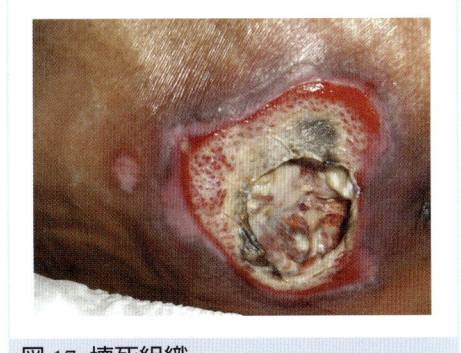

図17 壊死組織

（4）輸液管理

経口的に食事が摂れなくなってくると，輸液が必要になることもある．しかし，過剰な輸液により，腹水や胸水，浮腫などが悪化することもある．これらの症状は褥瘡発生リスクを高めることになるため，輸液量を調整することも大切である．

腹水や胸水の貯留が認められる場合，輸液量が1,500〜2,000ml/日では苦痛が悪化し，輸液量を減少することで苦痛が緩和される可能性がある．特に生命予後が1〜2カ月と考えられるがん終末期患者において，苦痛を悪化させないことを目的とした場合は，輸液量は1,000ml/日以下が望ましい．また，浮腫が認められる場合も，苦痛を悪化させないことを目的とした輸液量は1,000ml/日以下が望ましい[7]．

「食べないのでどんどんやせ細っていく」「点滴をしないとやせてしまう」「栄養が摂れないから褥瘡が治らない」と思っている患者や家族は多い．また，輸液量を減量することで「もう何もしてくれない」「見放された」と悲嘆する人もいる．こうした患者や家族の気持ちを理解しながら，輸液による効果やデメリット，輸液を減量や中止する理由をわかりやすく説明する．そして，少量でも経口的に食事が摂れる場合には，患者の「食べたい」という希望を尊重し，栄養補給というよりは，むしろ満足感や喜びにつながるように食事の内容や形態，環境を整えていく必要がある．

（5）心理的サポート

患者の心理的サポートは，褥瘡の有無にかかわらず考慮すべき重要なことである．褥瘡があると聞いただけで，ショックを受ける人もいれば，「何をやってももう無駄だ，治るわけがない」「もう何もしてほしくない，やりたくない」とケアや処置，マットレスの変更など一切を拒む人もいる．患者のために良いと思って立てた計画が，患者の精神的苦痛になってはならない．

患者の心理状態は，症状の進行，時間の経過，周囲のかかわりなどにより揺れ動いている．患

者のそばに寄り添いながら気持ちを理解することに努めることが重要である．また，現在行われている処置やケアが，患者の状態に見合っていないと感じたら，勇気を出して他のメンバーに相談したり，チームに提案してみることも大切である．

(6) 医療チームの協働

がん終末期おいて大切なことは，症状緩和としての褥瘡ケアに主眼を置き，医療チームの協働を図っていくことである．病棟内のチームだけではなく，褥瘡対策チーム，緩和ケアチーム，栄養サポートチーム，感染対策チームなどのチーム間の協働も含む．お互いの意見交換や情報の共有により，今までそのチームだけでは気づかなかったことに気づき，広い視野から患者を全人的にサポートすることができる．

患者と接する機会の多い看護師は，がん終末期の患者に褥瘡が発生したとき「褥瘡ができてしまった．申し訳ない」と感じることがある．褥瘡の予防と患者の希望のどちらを優先すべきか，ジレンマを感じることもある．また，褥瘡が治癒しないまま亡くなられたとき，「本当にこれでよかったのだろうか」と不消化な気持ちを抱くことがある．「褥瘡が発生するリスクがわかっていたのに回避できなかった」「もう少し早めにマットレスを変更しておけばよかった」「もっと症状の緩和が図れたかもしれない」と患者が亡くなったあとであれこれ考えることがある．このようなときには，デスカンファレンス（death conference）を開催するのもひとつの方法である．患者にかかわったスタッフの思いや考えを自由に出し合い，倫理的ジレンマや葛藤，悩み，ケアの妥当性についての共通理解が深まる．また，否定的な考えや不消化な気持ちが整理でき，看護師の癒しと次のケアに向けての勇気づけにもつながる．

専門的知識や技術をもつ看護師も，医療チームメンバーの重要な役割を担う．褥瘡ケアについて専門的な知識や技術をもつ皮膚・排泄ケア認定看護師，がん看護に関する専門看護師や認定看護師は，患者への直接的ケアをはじめ，病棟内のスタッフの相談，倫理面における調整，他職種間の連携，医療チーム間の調整を図る．

おわりに

がん終末期における褥瘡ケアは，褥瘡のある身体の一部だけをみるのではなく，人としての全体をみることが大切である．まず，患者にとって日常生活に影響している症状をアセスメントし，可能なかぎり症状のコントロールを図る．そして安楽性や安全性を考慮し，患者の意思を尊重した褥瘡ケアを実践していくことが大切である．

Q&A

Q：高機能型エアマットレスのモード設定とその活用方法は？

A：モード設定の種類や機能は製品により異なるため，それぞれの特徴を知り効果的に使用する．ここでは，ネクサス®（ケープ）の特徴と活用方法を例にあげて説明する．

　変更可能なモードには，リハビリモード，微波動モード，換気モード，背上げモードがある．リハビリモードは,エアセルの内圧が通常（圧切り替え）モードの約2倍となり，圧切り替えが静止してマットレス上での移動，車椅子への移乗，端座位時，離床時に安定したマットレス面を確保することができる．微波動モードは，通常より波動が穏やかになり，圧切り替え感が少なくなる．フワフワ感や腰痛などがある場合に使用するとよい．背上げモードは圧切り替えが静止し，座位姿勢の崩れや底づきを防ぎながら，体圧分散効果が得られる内圧設定になる．呼吸困難感や経管栄養などで背上げが必要な場合に活用できる（図18〜21）．

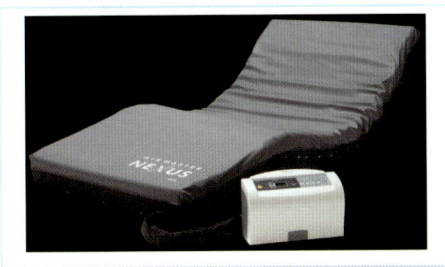

図18 ネクサス®（ケープ）

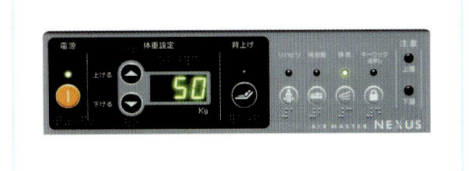

図19 ネクサス®の操作パネル

波動が穏やかになり，圧切替感を少なくする．

図20 通常モードから微波動モードへ

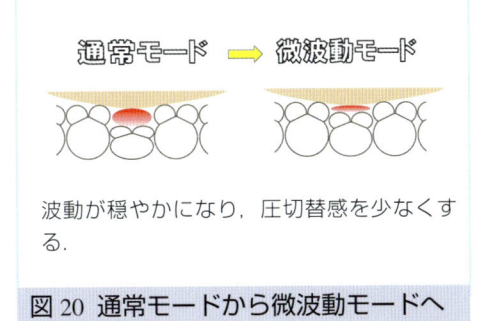

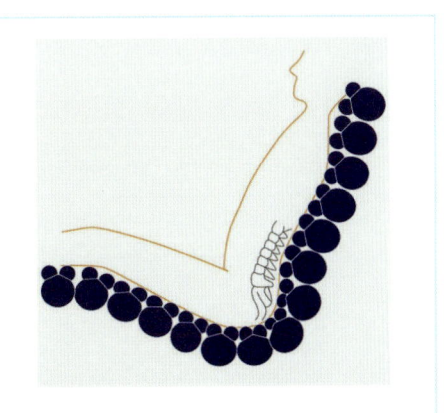

セルの内圧を高めて底づきを防ぐ．また，身体接触面にフィットして背上げ時のずれを吸収する．

図21 通常モードから背上げモードへ

（松原康美）

■ 文献

1) 村田久行：スピリチュアルペインの構造とケアの指針．ターミナルケア，12(6)：521-525，2002．
2) 濱口恵子・他 編：症状緩和．がん患者の看取りのケア，pp34-54，日本看護協会出版会，2008．
3) 松原康美：ウレタンマットレスのヘタリと体圧分散効果の調査．月刊ナーシング，27(11)：88-93，2007．
4) 真田弘美 編：褥瘡の予防・ケア基準．褥瘡対策のすべてがわかる本，pp58-107，照林社，2002．
5) 嶺岸秀子，千崎美登子 編：がん患者の褥瘡予防への援助．ナーシング・プロフェッション・シリーズ エンドオブライフのがん緩和ケアと看取り，医歯薬出版，pp117-123，2008．
6) 日本褥瘡学会 編：褥瘡局所治療．科学的根拠に基づく褥瘡局所治療ガイドライン，pp39-110，照林社，2005．
7) 日本緩和医療学会，終末期における輸液治療に関するガイドライン作成委員会 編：終末期癌患者に対する輸液治療ガイドライン．pp14-76，日本緩和医療学会出版，2007．

索 引

■あ
アクアセル　144
アクティブライフドレインパウチST-2　35, 41
アクリル系　59
アズノール　37
アズノール軟膏　125, 144
アズレン　144
アデノウイルス感染　23
アブソキュアーサージカル　109
アルギネートドレッシング材　128
アレルギー性接触性皮膚炎　64
アレルギー反応　102
亜鉛華軟膏　37, 118, 127, 144
浅い潰瘍　143
足白癬　1
圧切替型エアマットレス　139
圧迫痕　43, 45
圧迫による損傷　50
圧迫療法　46, 52, 53
安全性　137, 139
安定性　139
安楽性　137, 140
安楽な体位の調整　137

■い
イサロパン　37
イソプロピルアルコール　20
イレッサ錠　105
イントラサイトジェル　18
イントラサイトジェルシステム　145
医療機器　18
医療行為による損傷　49
医療チームの協働　146
医療徒手リンパドレナージ（法）　46, 52
医療用粘着テープ　57, 59, 65
　　──による皮膚障害　61
　　──の構造　58
異常細菌叢　16, 21
板状皮膚保護剤　37, 40, 69
痛み刺激　26
一時刺激性接触性皮膚炎　63
陰圧閉鎖療法　94

■う
ウェルケアドレンLサイズ　99
ウォシュレット　29, 31, 121
ウレタンフォーム素材静止型マットレス　139
ウレパール　9
薄いドレッシング材　63, 109

薄型ハイドロコロイドドレッシング材　96
運動療法　46, 53

■え
エアマットレス　77
エヌテッド　17
エモリエント医薬品　9
エモリエント効果　9
壊死組織のある創　87
栄養改善計画　8
栄養管理　128
易感染状態　43
易感染性　47
液状皮膚被膜剤　16, 143, 144
炎症性・外傷性瘢痕　74
炎症性腸疾患　28, 29
炎症徴候　144
塩類下剤　29

■お
おむつ　2, 20, 34
　　──の選択　5
　　──を使用している高齢者　2
おむつ内環境　23
おむつ皮膚炎　1, 22
　　──の発生要因　23
オリーブ油　37
オイラックス　9
汚染物の除去　4
悪心　28
黄疸　133
嘔吐　28
温水　26
温度・湿度管理　14
温熱刺激　120

■か
かぶれ　61
かゆみ　5, 48, 51
がん
　　──の進行　132
　　──の浸潤　132
　　──の治療　101, 133
がん悪液質　103, 133
がん悪液質症候群　133
がん化学療法　101
　　──中にみられるスキントラブルの原因　102
がん終末期　44, 47, 131
　　──患者　55
　　──における褥瘡ケア　132
　　──における褥瘡予防のケア　137

がん放射線治療　115
ガーゼ　21
ガーゼドレッシング　91, 92
カデキソマー・ヨウ素　144, 145
カデックス軟膏　144, 145
カペシタビン　103
カラヤガム　36, 37
カラヤシート　19
カンガルーケア　16, 21
カンジダ　17
カンジダ皮膚炎　65
化学的刺激　120
　　──の除去　32
化学放射線療法　103, 119
加圧洗浄　90
加齢　2
過敏性腸症候群　28
過彎曲爪　76, 79
疥癬　1
開放創
　　──周囲のスキンケア　87
　　──の洗浄　100
　　──部の名称　89
潰瘍　127
外傷性拘縮　74
外傷性瘢痕　74
外部照射　116
外用剤　127
外来化学療法　112
角質剥離・表皮剥離　62
角質剥離量　60
汗腺　60
患者とともに行うケア　136
乾燥　5, 47, 109, 124
　　──の予防　8
乾燥法　21
嵌入爪　76
感染　3, 65, 144
感染症　16
感染性大腸炎　28
感染性腸炎　23
感染予防　16, 20
関節可動域運動　83
関節拘縮　73
　　──の原因別分類　74
　　──の予防　76
緩和ケア　132
緩和（ケア）的な視点　132, 137

■き
キャビロン　20, 33, 69, 93

キャビロンスプレー 54
亀裂 109
機械的刺激の除去 29, 36
機能性拘縮 74
吸収パッド 40, 144
急性一次刺激性接触皮膚炎 63
急性炎症 123
急性下痢 27, 28
虚血性大腸炎 28
強皮症 74
局所性浮腫 45
局所の洗浄 124
筋機能不全 74
筋性拘縮 74
緊張性水疱 61, 63
■く
クッション 77
クベース 16, 26
グラニューゲル 145
グリベック錠 105
■け
ケア前の状況把握 135
ケラチナミン 9
ゲフィチニブ 105
ゲーベンクリーム 118, 127, 144, 145
下痢 27
　　――が起こりやすい主な抗がん剤 106
　　――による皮膚障害 38, 42
　　――のタイプ 28
下痢用濾過綿 40
経静脈栄養 112
経腸栄養剤 29, 112
経鼻持続陽圧換気法 19
痙性拘縮 75
結合性皮膚拘縮 74
結腸がん 28
顕在性浮腫 43
■こ
コーティング 4
コロプラストドレイナージM 35, 41
コロプラストプレップ 93, 94
コンバケアバリア 93
コンバケアリムーバー 70
呼気吸気(変換方式経鼻)持続陽圧呼吸法 19
呼吸困難感 135, 138
固定拘縮 74
個別的発達促進ケア 14
抗がん剤 101, 123
　　――治療の支持療法 103
　　――の種類 105
　　――の有害事象 102
抗ヒスタミン軟膏 9

肛門周囲皮膚のびらん 38
肛門清拭剤 30, 31
肛門洗浄器 30, 31, 121
肛門専用装具 35, 40, 41
肛門部の清潔保持 29
肛門部びらん 41
拘縮の病態 74
紅斑 124
高機能型エアマットレス 139, 147
高分子吸収体 97
高齢者のスキンケア 1
高齢者の臀部の皮脂量 2
合成ゴム系 59
国際疾病分類 12
極低出生体重児 12
骨性拘縮 75
骨転移 135
骨転移痛 137
骨突出部 77
粉状皮膚保護剤 24, 36, 38, 40, 62
■さ
サニーナ 31, 37, 40
ザルコニン 20
細菌感染 53
細菌性下痢 28
細菌叢 16
三層構造 60
散乱線 127, 128
酸化亜鉛 127, 144
酸外套 60
酸素飽和度モニター 20
■し
しぶり便 28
シート状ハイドロジェル 18
シカケア 19
シャンプー 22
シリコン系 59
シリコンジェルシート 19
シリコン製布 19
ジフェンヒドラミン 126
止痢剤 29
弛緩性拘縮 75
刺激物の除去 8
脂漏 22
脂漏性痂皮 22
脂漏性湿疹 22
紫斑 133
色素沈着 103, 105, 111, 119
湿度管理 14
灼熱感 124
弱酸性洗浄剤 30, 90
循環の促進 52
女性用軽失禁用パット 20
除圧 140
　　部分的な―― 140
症状緩和 137

　　――のケア 137
消毒 20
照射エネルギー量 118
照射想起反応 103, 119
静脈性浮腫 45
食事療法 29
食物繊維 29, 38
褥瘡 1, 14, 73, 75, 85, 131
　　――の原因 52
褥瘡ケア 135
　　――の評価 137
　　――の目標 135
褥瘡発生 75
　　――のリスク 75
　　――のリスクアセスメント 131
　　――(の)リスク要因 131, 134
褥瘡予防 3, 77
心電図呼吸モニター 18
心理社会的な苦痛 134
心理的サポート 145
神経性拘縮 75
浸軟 62
真菌感染 3, 8, 38, 76
新生児 11, 13
　　――の皮膚の組織学的特徴 13
新生児TSS様発疹症 17
新生児座瘡 22
新生児にきび 22
■す
スキンクリーンコットンSCC 34, 40, 141
スキントラブル
　　――が起こりやすい抗がん剤 103
　　――の原因 102
　　――発生のハイリスクな状態 11
スキンプレップ 93
スクエアカット 79
スティックペースト 99
ストーマ 103, 108, 121
　　――周囲のスキントラブル 111
　　――と近接する開放創 96
ストーマ(用)装具 40, 41, 121
ストーマ用単品系装具 35
スーパー抗原性外毒素 17
スピリチュアルな苦痛(スピリチュアルペイン) 134
スルファジアジン銀 127, 144, 145
水分・栄養管理 128
水分保持能の低下 2
水疱 63, 127, 143
水溶性食物繊維 29
■せ
セキュラCL 30, 66, 78, 81, 90
セキュラDC 32, 52, 78, 82
セキュラML 32, 52

索引

セキューラPO　33, 141
セルフケア　120
ゼローダ錠　103
生理食塩水　26, 90
成熟度評価　14, 15
清潔　43
精神的サポート　113, 129
接触性皮膚炎　1, 61
洗顔　22
洗浄剤　51
全身管理　112
全身倦怠感　138
全身性浮腫　44
全身洗浄　22

■そ
そけい部　25
ソフティ保護オイル　30
ソフティ薬用洗浄剤　30
阻血性拘縮　75
組織の脆弱化　133
早産児　12, 13
　――の定義　12
挿管チューブ　20
創周囲皮膚の保護　91
　――の意義　88
創床環境調整　89
創傷治癒過程　87, 88
創傷治癒を進める視点　89
創床環境調整理論　88
搔破　6, 7, 48
搔痒　109, 126
搔痒感　2, 7, 9
搔痒時の治療薬　49
象皮症　46

■た
タンニン酸アルブミン　29
多剤併用療法　105
代謝性アシドーシス　26
体圧分散　138
体圧分散効果　139
体圧分散寝具　20, 77
体圧分散マットレス　19, 138
　――の選択　139
体位調整　138, 140
体位変換　140
体毛　67
体毛部位のテープの剥がし方　68
胎脂　13, 21, 25
胎脂かぶれ　25
大腸がん　28
脱水　28
脱水予防のケア　28

■ち
治療的スキンケア　36
中毒性表皮壊死症　106
超早産児　12

超低出生体重児　12, 14
腸内細菌叢　29
鎮痒薬クロタミトン　9

■つ
爪
　――のケア　79
　――の変化　108
爪切りグッズ　79, 82

■て
ティーエスワンカプセル　104
テークケアSケア軟便安心パッド　34, 40
テープ　58
　――の種類と特性　60
　――の剥がし方　67
　――の貼り方　66
テガソープライトハイドロコロイドドレッシング　109
テガフール・ギメラシル・オテラシルカリウム　104
テネムス症状　28
テンピュール　19
ディベロプメンタルケア　11, 14, 20
デスカンファレンス　146
デブリドマン　144
デュオアクティブET　95, 109
デュピュイトラン拘縮　74
デルマエイド　55, 128
手足症候群　103, 109, 110
　――が起こりやすい主な抗がん剤　104
　――グレード判定規準　104
低出生体重児　11, 12
　――側の要因　17
　――の定義　12
　――の皮膚の特徴　13
天然ゴム系　59
点滴固定　18
電極　18
臀部
　――のスキンケア　2
　――のたるみ　3

■と
トレックス　55
トレックスガーゼ　19, 20
ドライスキン　1, 2, 4, 6
ドライテクニック　21
透過性の亢進　61

■に
ニベアクリーム　78
ニュージェル　18, 145
二次的障害の予防　8
臭い　76
日常生活の援助　112, 129
日常生活への影響　108, 124
入浴　6

入浴剤　51
乳糖分解酵素欠乏症　28
尿素含有剤　109

■ね
ネクサス　147
ネーザルプロング　19
寝心地　137, 138, 139
熱傷性・外傷性拘縮　74
練状皮膚保護剤　35, 37
粘着剤のしくみ　58
粘着剥離材　49, 69, 70

■は
ハイドロコロイドドレッシング材　18, 91, 127, 143
ハイドロサイト　83, 86, 144
　――薄型　109
　――フィール型　83
ハイドロジェル　145
ハイドロジェル系ドレッシング材　18
ハイドロファイバー　128, 144
ハイドロフォーム　128
ハイリスク状態　22
ハドマー　52
ハンドロール　76, 78
バリケアウェハー　99
バリケアパウダー　96
パーミロール　49
パウチング　98
パッチテスト　64
パッド　5, 34
波動型マッサージ器　53
排泄物
　――による化学的刺激の除去　36
　――の接触回避　5
　――の接触回避対策　4
排便　27
　――の回数　28
白色ワセリン　144
挟み爪　76, 79
撥水性クリーム　31
撥水性皮膚保護剤　144
反射性拘縮　75
絆創膏　57

■ひ
びらん　127, 143
　――と浸軟　38
ヒルドイドソフト　9
ヒルドイドローション　9
ビジダーム　18, 71
ビニールテープ　72
皮脂欠乏性湿疹　1
皮脂欠乏性皮膚炎　6
皮脂分泌　22
皮脂膜　2

皮膚
　　――の浸軟　50, 61
　　――の浸軟予防　31
　　――の清潔　50, 78, 121
　　――の洗浄方法　5
　　――の弾力性　1
　　――のバリア機能　30
　　――のバリア機能低下　2, 47
皮膚pHの変化　61
皮膚温度の変化　61
皮膚細菌叢の変化　61
皮膚性拘縮　74
皮膚生理機能の低下　2
皮膚洗浄剤　66, 109
皮膚組織耐久性の低下　47
皮膚粘膜眼症候群　106
皮膚被膜剤
　　4, 33, 54, 69, 91, 93, 94
皮膚表面線量　118
皮膚保護オイル　4
皮膚保護剤　91
皮膚用リムーバー　70
非アルコール性皮膚被膜剤　20
非固着性シリコンガーゼ　19
非粘着性ドレッシング材　127, 144
菲薄　46
尾骨部褥瘡　41
表皮のターンオーバー　102
表皮剥離　9, 61, 62
■ふ
フィルム材の剥離方法　92
フェロベリン　29
フレキシシールシグナル　35
フレックステンドフィーカル
　　　　　　　　　　35, 41
フローラ　16
ブロメライン　145
ブロメライン軟膏　145
プラスチックシールド　16
プレバイオティクス　29
プロバイオティクス製品　29
プローベ　20
プロペト　9
プロング　19
不消化便　27
不動性筋萎縮　74
浮腫　43
　　――の発生原因　44
　　――の分類　43
副作用　114
副腎皮質ステロイド　103, 126
腹部膨満感　138
複合的理学療法　52
物理的刺激　120
物理的な要因　118

■へ
へたり　139
ベビーパウダー　127
ベンザルコニウム塩化物液　20
ベンジン　72
閉鎖式ドレナージ法　98
便
　　――の色調　28
　　――の性状　28
■ほ
ボディイメージの変化　108
ボスパックシンプル　141
ポビドンヨード　21
ポビドンヨード・シュガー　144
ポリウレタンフィルム（ドレッシング）材　70, 77, 91, 127, 143
　　　　――の剥がし方　68
ポリウレタンフォーム（ドレッシング材）　19, 83, 85, 144
保護　4, 43
保護オイル　30
保護クリーム　6
保護膜形成剤　91, 93, 94
保湿　4, 43, 51
保湿クリーム　77
保湿剤　6, 32, 109
放射線宿酔症状　128
放射線照射性腸炎　28
放射線治療　45, 103, 115
　　――中の予防的スキンケア　122
　　――の晩期有害事象　129
放射線被曝　116
放射線皮膚炎　115, 116, 123
　　――が悪化しやすい主な抗がん剤
　　　　　　　　　　　　　106
　　――の症状　116
　　――の予防　120
　　――のリスク要因　117
　　――発生時のアセスメント　123
　　――発生時のケア　124
放射線皮膚障害が生じやすい部位
　　　　　　　　　　　　　117
放射線リコール　103, 119
蜂窩織炎　46, 47, 53
膨張性下剤　29
発赤　143
■ま
マッサージ　52
マットレスの寝心地　139
マットレス変更のタイミング　138
摩擦やずれによる損傷　50
慢性一次刺激性接触皮膚炎　63
慢性下痢　27, 28
■む
蒸しタオル　7

■め
メシル酸イマチニブ　105
メロリン　128
綿花　38
■も
モイスチャー効果　9
モイスチャライザー　6
モード設定　147
毛根　60
毛嚢炎　61, 65, 67
沐浴　21
■や
薬物性大腸炎　28
薬物療法　28
■ゆ
ユーパスタ　144
油性基材軟膏　24
輸液　128, 145
輸液管理　145
有害事象　114
　　――共通用語基準　123
　　――の重症度　106
優肌絆不織布　49
優肌絆プラスチック　49
■よ
予防的スキンケア
　　　　4, 14, 18, 29, 76, 141
用手成形皮膚保護剤　99
■ら
落屑　124
■り
リキバリア　93
リスクアセスメント　134
リバノールガーゼ　47, 53
リムーバー　70
リムーバーパット　70
リモイスクレンズ　31, 66, 90
リモイスコート　33, 54, 69, 93
リモイスパッド　77
リンデロンVG軟膏　125
リンデロン軟膏　127
リンパ管の発育不全　45
リンパ節切除　45
リンパ浮腫　45, 51, 52
　　――の合併症　53
　　――のケア　52
　　――の皮膚のケア　53
　　――の臨床分類　46
リンパ漏　46, 50, 54, 56
■る
るいそう　133
■れ
レスタミン　9
レスタミン軟膏　126
■ろ
ロイコストリップ　18

ロールガーゼ　78, 80
ロペミン　29
老人性乾皮症　6
老人性（皮膚）掻痒症　1, 2
老人性皮脂欠乏症　7
漏出性便失禁　38
瘻孔（ケア）用装具　35, 41

■欧文索引

adverse events　114
Aキャッチ　97
closed suction wound drainage　98
CMC　36
Commom Terminology Criteria for Adverse Events (CTCAE)　106
death conference　146
extremely birth weight infant　12
extremely immature infant　12
fixed contracture　74
functional contracture　74
hand-foot syndrome（HFS）　103, 110
ICD　12
individualized developmental care　11, 14
infant flow system　19
International Society of Lymphology　46
KG系皮膚保護剤　19
low birth weight infant　12
Lyell症侯群　106
minimal handling　14
MRSA　16, 17
nasal directional positive airway pressure　19
Nasal-DPAP　19
neonatal Tss-like exanthematous disease　17
New Ballard Score　14
NTED　17
occlusive　60
other preterm infant　12
pH　60
Pressure Sore Status Tool (PSST)　88
preterm infant　12
quality of life (QOL)　108, 132, 135
radiation recall　103, 119
radiodermatitis　115, 116
side effect　114
Stevens Johnson症侯群　106
TEST-1　17
TIME　88
TIME concept　88
toxic shock syndrome toxin-1　17
vaccum-assited closure（VAC療法）　94, 95
very low birth weight infant　12
World Health Organization (WHO)　12, 115

ナーシング・プロフェッション・シリーズ
スキントラブルの予防とケア
ハイリスクケースへのアプローチ　　　　　　ISBN978-4-263-23781-6

2008年5月25日　第1版第1刷発行
2013年12月10日　第1版第3刷発行

　　　　　　　　　　　　　　　　編　者　松　原　康　美
　　　　　　　　　　　　　　　　発行者　大　畑　秀　穂
　　　　　　　　　　　　　　　発行所　医歯薬出版株式会社
　　　　　　　　　　　〒113-8612　東京都文京区本駒込1-7-10
　　　　　　　　　　　TEL.（03）5395-7618（編集）・7616（販売）
　　　　　　　　　　　FAX.（03）5395-7609（編集）・8563（販売）
　　　　　　　　　　　　　　　　　　http://www.ishiyaku.co.jp/
　　　　　　　　　　　　　　　　　郵便振替番号　00190-5-13816

　　乱丁，落丁の際はお取り替えいたします　　印刷・三報社印刷　製本・愛千製本所

　　　　　　　　© Ishiyaku Publishers, Inc., 2008. Printed in Japan

本書の複製権・翻訳権・翻案権・上映権・譲渡権・貸与権・公衆送信権（送信可能化権を含む）・口述権は，医歯薬出版（株）が保有します．

本書を無断で複製する行為（コピー，スキャン，デジタルデータ化など）は，「私的使用のための複製」などの著作権法上の限られた例外を除き禁じられています．また私的使用に該当する場合であっても，請負業者等の第三者に依頼し上記の行為を行うことは違法となります．

JCOPY ＜（社）出版者著作権管理機構　委託出版物＞
本書を複写される場合は，そのつど事前に（社）出版者著作権管理機構（電話　03-3513-6969，FAX　03-3513-6979，e-mail:info@jcopy.or.jp）の許諾を得てください．

● スキルアップを目指すナースのための実務必携シリーズ！

ナーシング・プロフェッション・シリーズ
好評発売中

ナーシング・プロフェッション・シリーズ　ISBN978-4-263-23789-2

高次脳機能障害をもつ人へのナーシングアプローチ

■石川ふみよ／奥宮暁子 編著
■B5判　200頁　定価（本体3,800円＋税）

疾病や障害特性に応じた援助について解説し，治療や訓練など具体的な看護援助のプロセスを示すことで，日々の看護援助に活用しやすい内容となっている．

ナーシング・プロフェッション・シリーズ　ISBN978-4-263-23788-5

看護理論の活用
看護実践の問題解決のために

■正木治恵／酒井郁子 編著
■B5判　128頁　定価（本体3,000円＋税）

看護理論を活用することの意味と具体例をわかりやすく解説．看護現場における具体的な問題解決を図ることに役立つ．

ナーシング・プロフェッション・シリーズ　ISBN978-4-263-23787-8

感染管理の実践

■内田美保 編著
■B5判　194頁　定価（本体3,800円＋税）

感染管理の実践者から医療現場に働くスタッフのために，感染対策の実践について解説した．

ナーシング・プロフェッション・シリーズ　ISBN978-4-263-23779-3
がん看護の実践-1

エンドオブライフのがん緩和ケアと看取り

■嶺岸秀子／千﨑美登子 編
■B5判　212頁　定価（本体3,600円＋税）

「緩和ケア」や「看取り」の過程に取り組む看護職に必須の内容を，図・写真・イラストを多用し，事例紹介などわかりやすくまとめた．

ナーシング・プロフェッション・シリーズ　ISBN978-4-263-23780-9
がん看護の実践-2

乳がん患者への看護ケア

■嶺岸秀子／千﨑美登子 編
■B5判　202頁　定価（本体3,500円＋税）

現状における課題から病期経過に応じた看護ケアのあり方までを，豊富な図・写真・イラストで解説．

ナーシング・プロフェッション・シリーズ　ISBN978-4-263-23782-3
がん看護の実践-3

放射線治療を受けるがんサバイバーへの看護ケア

■嶺岸秀子／千﨑美登子／近藤まゆみ 編著
■B5判　182頁　定価（本体3,600円＋税）

がんサバイバー・家族のパートナーとなって，看護ケアを展開するための実践書！

ナーシング・プロフェッション・シリーズ　ISBN978-4-263-23781-6

スキントラブルの予防とケア
ハイリスクケースへのアプローチ

■松原康美 編著
■B5判　164頁　定価（本体3,200円＋税）

皮膚・排泄ケア認定看護師が実際にケアを行う時にどのようにアセスメントし，ケアを実践しているのか，そのノウハウを解説．

ナーシング・プロフェッション・シリーズ　ISBN978-4-263-23783-0

地域高齢者のための看護システムマネジメント

■吉本照子／酒井郁子／杉田由加里 編著
■B5判　206頁　定価（本体4,400円＋税）

地域高齢者看護システム構築のための活動（計画・実施・評価）の事例などを盛り込んだ実践書．

ナーシング・プロフェッション・シリーズ　ISBN978-4-263-23785-4

腎不全・透析看護の実践

■松岡由美子／梅村美代志 編
■B5判　248頁　定価（本体4,200円＋税）

病期，原疾患，病態ごとに必要となる知識・技術を解説．透析療法の継続により現れてくる合併症についてもくわしく扱った．

ナーシング・プロフェッション・シリーズ　ISBN978-4-263-23778-6

ストーマケアの実践

■松原康美 編著
■B5判　172頁　定価（本体3,200円＋税）

皮膚・排泄ケア認定看護師の役割，資格取得プロセスを明記．ストーマを造設した患者とその家族にケアの方法などをアドバイスしていくための知識と技術を提供する手引き書．

ナーシング・プロフェッション・シリーズ　ISBN978-4-263-23786-1

手術室看護
術前術後をつなげる術中看護

■草柳かほる／久保田由美子／峯川美弥子 編著
■B5判　292頁　定価（本体4,800円＋税）

手術室看護師に必須の知識と役割，手術室での看護展開を可視化した．患者家族の心理的ケア，術前・術後の継続看護の視点についても収載．

医歯薬出版株式会社　〒113-8612 東京都文京区本駒込1-7-10　TEL03-5395-7610　FAX03-5395-7611　http://www.ishiyaku.co.jp/